MECÁNICO
SAPIENS

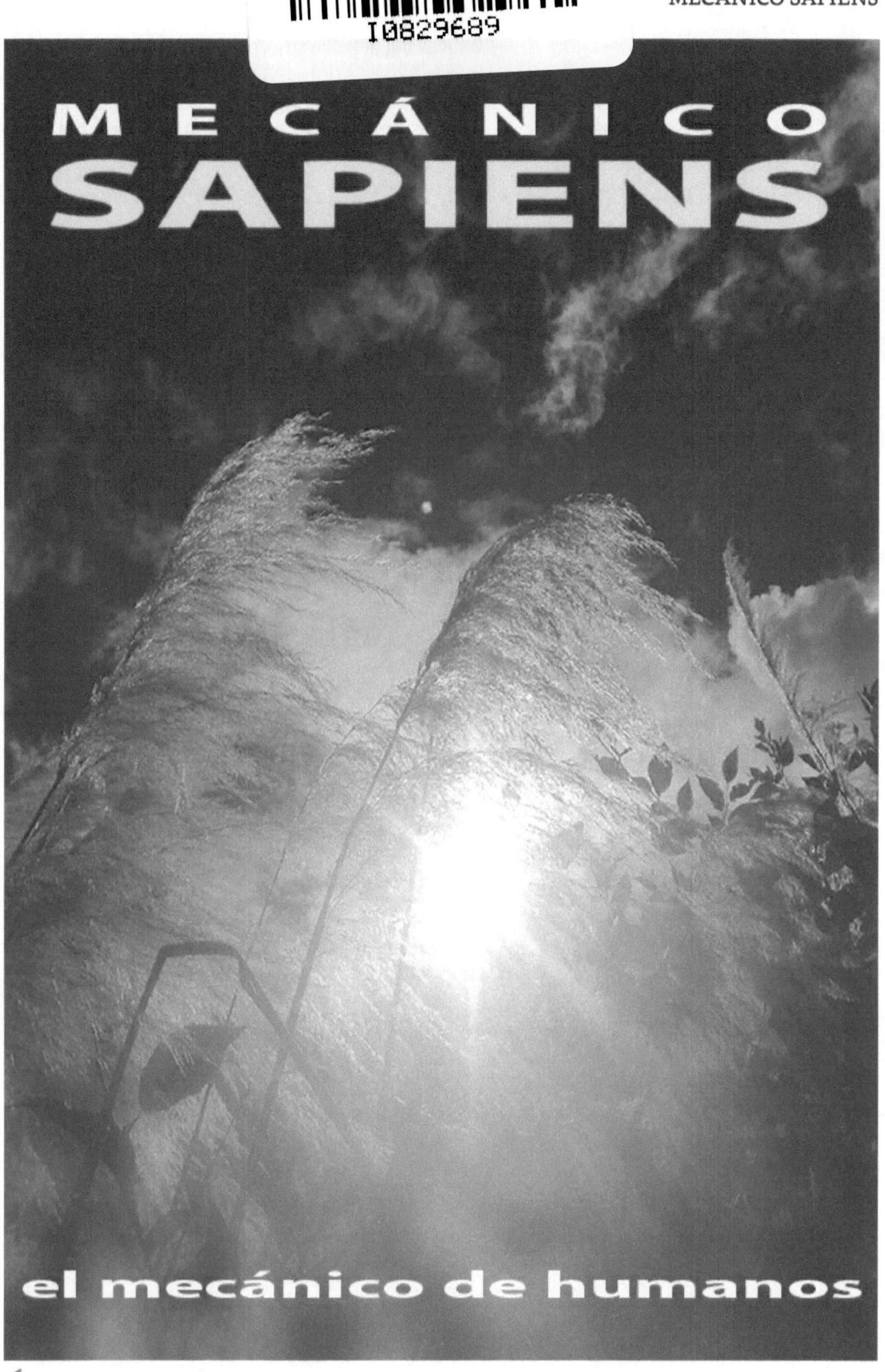

Para tí,

*Que puedes estar
Buscando revertir algo
o potenciar algo.*

ING CARLOS EDUARDO MELO

Éste libro contiene tintes de sarcasmo,

sin embargo se trata de una historia real.

Prólogo

Recorremos el largo y ancho de nuestra existencia en un sin número de tareas, momentos, personas, emociones, días soleados o lluviosos o con nieve, en el mar o en los cielos, en vías o carreteras, en trenes, motos, bicicleta, barcos, automóviles, aviones; Con subidas o bajadas de ánimo, en nuestras casas o fuera de ellas, fuertes mentalmente, al igual que posiblemente débiles en otros momentos; Dentro y fuera de nosotros suceden cosas todo el tiempo, quiero que conozcas en éste libro una forma de potenciar todo lo de afuera "desde lo de adentro", ver los momentos incluso más difíciles como una palanca o catapulta que por el contrario "nos puede impulsar"; Un amigo de nombre "Sergio" y de apodo "Checho" una tarde me dijo: "El hombre fue capaz de llegar a la luna", de manera que debes saber que si estás leyendo ésto, eres una persona que tiene todas las capacidades, "Sin duda alguna" para emprender cualquier proyecto que te saque adelante no solo a ti, si no también a los tuyos y a cualquier otra persona que quiera ir hacia adelante de manera contundente, sustentando y potenciado por un combustible que te de una energía sin precedentes.

Introducción

Eran casi las 5:00 pm de un viernes cualquiera del mes de Mayo de un año cualquiera en el que precipitadamente decidí encender mi motocicleta Honda de 160cc e iniciar un viaje a la ciudad de Medellín Colombia partiendo desde la ciudad de Bogotá, preparé a toda velocidad una improvisada maleta en la cual llevaría cosas muy básicas y necesarias, cargue con gasolina corriente el tanque de mi motocicleta, yo por el contrario en ése momento "mi tanque de combustible", o sea, mi estómago, estaba aún con algo de "gasolina corriente" de lo que durante el día había "comido".

Inicié entonces un recorrido rumbo al norte de Colombia, siendo las 8:00 pm aproximadamente de ése mismo viernes, realicé una parada para cargar con "gasolina corriente" mi estómago en un pequeño pueblo de nombre "Honda", el mismo nombre de la marca de mi motocicleta, ¿Lo puedes creer?, en el departamento del Tolima en Colombia, allí hice un par de nuevos amigos motociclistas que también viajaban cerca al mismo destino al que yo me dirigía, éstos compañeros de viaje estarían en aquella oscura y solitaria ruta conmigo casi hasta el final del recorrido.

En el lejano horizonte aquella noche pude observar unos destellos de una posible tormenta distante que en ése momento no tenía ni idea que su ubicación sería justamente sobre el camino que mis nuevos amigos y yo estábamos recorriendo aquel viernes.

Siendo las 11:30 am aproximadamente, entramos a ésta tormenta de lluvia, truenos y ventiscas inclementes para un par de motocicletas cargadas con "gasolina corriente" al igual que sus pilotos y copilotos, la tormenta era tan intensa que en ése momento recordé una película de Tom Hanks en la que decía:

"Llovía de arriba, también llovía de lado y a veces, parecía que hasta llovía de abajo", la indumentaria para la lluvia no fue lo suficientemente hermética para prevenir que el agua pasara hacia el interior del traje de protección.

La visibilidad también fue tan restringida que por fortuna en el camino, un camión delante de nosotros fue nuestro guía gracias a que éste poderoso vehículo de "**combustible diesel**" contaba con una iluminación que proporciona mejor visibilidad para su conductor y tambíen para nosotros, fue nuestra antorcha durante casi 6 horas de aquella inclemente tormenta.

Casi a las 4:00 am, mis compañeros de viaje llegaron a su destino: Marinilla Antioquía, a partir de ese momento yo me quedaría solo por el resto del recorrido hasta la ciudad de Medellín a 2 horas aproximadas desde aquel momento, solo frío y briza serían los acompañantes para mi, un futuro estudiante de tecnología en electrónica e ingeniería en telecomunicaciones cuyo combustible era "gasolina corriente", como la mayoría de la población, con éste tipo de combustible podemos tener energía para compartir con el mundo, para emprender, para ser felices con otras personas, precisamente de ésto te quiero hablar en éste libro que combina emprendimiento sustentado en una salud de hierro, te quiero enseñar que en aquellos momentos en los que nuestra salud no está bien para ir con fortaleza hacia adelante, en mayor proporción el causante de éste bajonazo, el protagonista es nuestro combustible, "gasolina corriente" en su mayoría.

Debes saber que aunque el título de éste libro es: "Mecánico sapiens", en realidad nunca fuí mecánico o médico, pero sí fuí a la escuela de ingeniería, éste libro está en línea y lo estás leyendo gracias a la ingeniería de software que yo mismo diseñe, escribí y construí para ponerlo en la pantalla que ahora mismo estás viendo, también notarás que éste libro está en Google Play, Amazon o Hotmart, "Quiero enseñarte que puedes crear tu propio mundo con tus propias reglas", lo hice en términos de salud porque así como lo leerás a lo largo del libro, por un problema de salud que tuve en el pasado, por utilizar "gasolina corriente", descubrí y construí hacks para estar muy sólido física y mentalmente, revertir situaciones que médicamente éra indeterminado e irreversible; Ésto me permitió a mí, y seguramente a tí también, tener una salud de hierro, aquí vas a leer y descubrir varias cosas que te podrían quitar las vendas gracias a las que permanecemos con una visión limitada a una realidad distorsionada de lo que debería ser "un mundo normal", o incluso revertir algo que puede que tengas en éstos momentos, será difícil emprender ideas y proyectos si no estás utilizando el combustible correcto, éste combustible del que te hablo es la piedra angular de todo en la vida, acompañaname en éste recorrido para que te pueda enseñar varias cosas que aprendí sobre "emprendimiento + energía sin precedentes + salud".

Nota

Toda la información en éste libro es el relato de mi propia experiencia en todos los conceptos y contextos que se mencionan, todo lector de éste material, si decide aplicar lo que en éste libro está contenido, lo hará bajo su propia responsabilidad y precaución.

Índice

Capítulo 3

Capítulo 4

Capítulo 5

Capítulo 6

Capítulo 7

Capítulo 8

Capítulo 9

Día 1

Primera carga de combustible del día, pag 98.

Segunda carga de combustible del día, pag 102.

Día 2

Primera carga de combustible del día, pag 108.

Segunda carga de combustible del día, pag 112.

Día 3

Primera carga de combustible del día, pag 119.

Segunda carga de combustible del día, pag 123.

Día 4

Primera carga de combustible del día, pag 130.

Segunda carga de combustible del día, pag 134.

Día 5

Primera carga de combustible del día, pag 141.

Segunda carga de combustible del día, pag 145.

Día 6

Primera carga de combustible del día, pag 151.

Segunda carga de combustible del día, pag 155.

Día 7

Primera carga de combustible del día, pag 162.

Segunda carga de combustible del día, pag 166.

Día 8

Primera carga de combustible del día, pag 173.

Segunda carga de combustible del día, pag 176.

Día 9

Primera carga de combustible del día, pag 182.

Segunda carga de combustible del día, pag 185.

Día 10

Primera carga de combustible del día, pag 191.

Segunda carga de combustible del día, pag 194.

Día 11

CAPÍTULO 1

Arrancando motores con gasolina corriente

Nivel de dificultad: 0 de 10

VIDEO EN HTTPS://ANUNCIOS.JAMCLUSTER.COM/VIDEO/
BOOK_VIDEO_01.MP4

El primer proyecto de emprendimiento que ejecuté usando "gasolina corriente" correspondió a vender mis conocimientos técnicos a otras empresas en sus necesidades de tecnología entre las cuales se encontraba casi cualquier tarea de configuración de ordenadores, servidores, impresoras, celulares y otros temas referentes a las redes de comunicaciones de las pequeñas empresas que eran mis clientes, lo que comúnmente se alberga dentro de los conceptos de "técnico de sistemas", descubrí que puedes ser como aquella compañía que te vende un seguro con algún fin, pero de fondo es un producto intangible, ésto quiere decir que no es necesario tener un almacenamiento o transporte de un producto físico, lo cual es óptimo y atractivo en éste sentido.

Las líneas de productos de mi emprendimiento se fueron diversificando con el pasar del tiempo hacia campos como la instalación de cámaras de seguridad, diseño web, aprovisionamiento de programas, software y estrategias de tecnología para que mis clientes vendieran más.

Las semanas de trabajo duro y constante adquirieron un común denominador que puedo describir como un ir y venir de buena energía y de mala energía, aquí me refiero a cosas como la vitalidad, la motivación, nuestra capacidad para lidiar con las cosas buenas y malas de la vida, las personas, y un sin número de eventualidades normales de nosotros los seres humanos.

Mi combustible en aquel entonces era el mismo de mi motocicleta "gasolina corriente", con ésto te quiero decir que me alimentaba en cualquier tienda o restaurante con cualquier cosa que allí vendieran, comía y bebía cualquier cosa que mi subconsciente pidiera guiado por el impulso del sentido de la vista u olfato hacia las vitrinas o estantes disponibles en frente de mi y dentro de mi rango visual en ese justo momento.

Mis inclinaciones alimentarias de aquel entonces se basaban en por ejemplo: Una deliciosa Coca Cola acompañada de un croissant, un delicioso y cremoso helado, una deliciosa y calientita sopa con bastante papita, arroz, plátano, deliciosos y cremosos postres, spaghetti, el pan, lo adoro, una irresistible chocolatina, hamburguesa, pizza, malteada, que decir de un dulcesito jugo de fruta, un yogurt entre muchas cosas más que todos adoramos y conocemos y que son deliciosas.

No importaba el momento o la hora, podría ser en el trabajo con mis clientes, cualquier día con algún amigo o incluso solo, si llegaba el momento de sentir hambre, que era casi siempre, simplemente buscaba lo primero disponible.

Eventualmente había días de jaquecas "normales" de todo tipo y que son muy usuales en muchos de nosotros, por darte algunos ejemplos:

- Dolor de cabeza, migrañas o cefaleas
- Molestias de estómago y digestivas de todo tipo
- Fatiga
- Bostezos repetitivos
- Sueño luego de comer
- Ardor en el tubo digestivo superior
- Sangrados nasales
- Acné
- Dolores abdominales de todo tipo y en cualquier ubicación del abdomen
- Sudoración axilar y general
- Momentos de tristeza
- Otros

Con ésta gran cantidad de situaciones muy habituales para todos o para alguien cercano a ti seguramente, continué enfocado en mis emprendimientos, siempre buscando el próximo producto, el próximo cliente, el próximo proyecto que siguiera mi camino.

Investigando Potenciales

Gracias a los conocimientos que adquieres en la vida, incluida la Universidad, investigue y desarrolle una serie de prototipos en diferentes áreas de la ingeniería que te quiero mostrar a continuación:

1.   Plataforma en línea disponible en **https://landiatalk.com** para enseñar español, éste mínimo producto viable lo desarrolle, construí y puse en línea desde cero, ésta disponible para para poner en producción, con éste proyecto luego de varios intentos publicitarios y experimentos llegué a un punto concluí que ya hay plataformas muy posicionadas y exitosas que ofrecen éste servicio y que si quiero que funcione, necesitaré muchísimo capital humano y financiero.

HTTPS://ANUNCIOS.JAMCLUSTER.COM/VIDEO/BOOK_VIDEO_01_A.MP4

2.   Motor de pulsos autoregenerativo, diseñé y construí 3 prototipos, ninguno funcionó a la perfección.

HTTPS://ANUNCIOS.JAMCLUSTER.COM/VIDEO/BOOK_VIDEO_01_B.MP4

3.   Lentes inteligentes con métricas en tiempo real.

HTTPS://ANUNCIOS.JAMCLUSTER.COM/VIDEO/BOOK_VIDEO_01_C.MP4

4.   Aplicación Android que mide la velocidad de desplazamiento

HTTPS://ANUNCIOS.JAMCLUSTER.COM/VIDEO/BOOK_VIDEO_01_D.MP4

Te quiero decir que cada proyecto que emprendas eres tu quien realmente tiene el mando del timón del barco para ir mar adentro y hacia el horizonte distante en busca del éxito, de manera que "quizás" no sea correcto esperar que alguien venga y te de motivación, por el contrario el protagonista de tal motivación debes ser tú mismo en todo tu entorno y con todas las personas con las que compartas tus viajes, si te quiero decir que hay una energía que nace en el interior de tu ser que es la protagonista de mantenerte sólido y enfocado física y mentalmente, te la voy a enseñar más adelante, de ella depende el buen funcionamiento de tu motor interno, me refiero a la "gasolina corriente" de la que hasta éste punto ya varias veces te he mencionado, te vas a sorprender, te lo prometo.

Quiero que te prepares, gradualmente te voy a empezar a dar un mensaje más directo y contundente.

La Batería Se Está Descargando

De manera inexplicable nuevamente continúan los ciclos de subidas y bajadas de energía con la adición de algunos nuevos síntomas:

- Resequedad en la piel
- Frio concentrado
- Vértigo
- Mucosidad nasal
- Dificultad para concentrarse
- Inflamación abdominal
- Dificultad para dormir
- Fosas nasales aleatoriamente tapadas al dormir o durante el día
- Gripes frecuentes con su buena porción de tos

Ésta lista de nuevos síntomas graduales permanecen en el tiempo y pareciera que en ocasiones tardaban hasta 4 días en desaparecer para luego reaparecer de nuevo en promedio a los tres días y así repetirse en un ciclo permanente en donde se regresaba al punto inicial.

CAPÍTULO 2

Voy con el mecánico

N ivel de dificultad: 0 de 10

HTTPS://ANUNCIOS.JAMCLUSTER.COM/VIDEO/BOOK_VIDEO_02.MP4

Como era de esperarse, ante los agobiantes malos momentos que puedes pasar por culpa de cualquier molestia que te quite la tranquilidad y la sensación de bienestar, llegará el momento en que busques ayuda, unas veces por iniciativa propia y otras veces impulsado por las recomendaciones de un tercero, podría ser inicialmente un familiar, un amigo o quizás alguien que ni conoces, cada caso es único.

Durante ésta búsqueda de ayuda puedes experimentar que nuevas sensaciones se añaden al cúmulo de síntomas y sensaciones, como por ejemplo depresión y pérdida del interés en ciertas cosas.

Vas a escuchar consejos y recomendaciones de muchas personas que promulgan su propia verdad, como en el caso de las embarazadas a quienes su amiga, su tía, su propia madre y quien sabe quien más, dan tips y consejos de como soportar los molestos síntomas del embarazo, en el caso de los médicos te va a suceder lo mismo, cada uno de ellos bajo su propia experiencia te dará un diagnóstico y un tratamiento o medicamento.

Hablemos De Mecánicos

Asistí con mi primer mecánico "Un doctor" con quién me sentí como aquel creyente en su propio Dios, convencido al igual que muchos de nosotros, que la salvación estaba allí, te sientas débil y frágil en frente de él para contarle tu lista de dolencias, si es que acaso el tiempo que el mecánico te da permite que le cuentes todo con lujo de detalle, llegas allí con gran esperanza en búsqueda de la salvación y la recuperación para continuar con fuerza en tus emprendimientos y proyectos personales y familiares.

Éste mecánico tiene un protocolo casi estándar para tratar a personas "como tu o como yo", quizás te envía un medicamento inmediatamente, o quizás te realiza unas analíticas de laboratorio para encontrar información que conduzca en una dirección de encontrar la razón que te está causando tus molestias.

Te describo a mis médicos como "un mecánico" ya que vas allí a que te busque cual es la falla, Conocí varios tipos de mecánicos que te los quiero describir uno a uno a continuación.

El Mecánico Títere

Lo defino como aquel médico que está gobernado por una gran entidad la cual tiene una enorme lista de protocolos obstructivos y dilatorios que te lleven en un largo proceso que le facture a ésta entidad productos, medicinas, tratamientos, cirugías, terapias y cualquier otro servicio médico durante largos o permanentes periodos de tiempo, que bien o mal, cualquiera de ellos te puede funcionar como puede que no; dentro de ésta categoría podrás encontrar mecánicos aprendices y mecánicos con experiencia, pero ambos con el mismo principio de servicio de la entidad que los gobierna, "su nave nodriza".

La entidad gobernante de éste médico títere también podría tener ésta forma de operación, puede que tenga tácticas para cobrarte a ti mes a mes su cuota de seguro médico y trate a toda costa de prestarte los servicios de la manera más superficial y básica que no te saque de aquella espiral de caída, ésto con el fín que la entidad gane mucho dinero sin que le valgas mucho dinero a ellos.

El Mecánico Ladrón

Lo podrás conocer quizás en entidades gobernantes o naves nodrizas un poco más pequeñas o trabajando por su propia cuenta, dentro de su pool de tácticas persiste el mismo principio fundamental de mantenerte a ti esclavo de todo tipo de tratamientos, medicinas, procedimientos etc, en ocasiones, con agravantes que las medicinas o tratamientos que te vende solo estarán disponibles en una sola farmacia o una sola entidad, como en la política, podría tener algún amigo o socio con quien hace su serrucho.

El Mecánico Adoctrinador

Lo defino como aquel que bien sea por su formación irrefutable de una gran entidad que lo gobierna o lo hubiese formado, o bien sea por que no tiene idea de lo que te puede estar pasando en realidad, o por conveniencia, te va a tratar de convencer a cualquier costa de que lo que tienes es producto de la ansiedad o el estrés o lo que sea, no pretendo que desconozcas que éstos existen, pero éste tipo de mecánico su objetivo es venderte una idea, la que sea y que tu te la creas, decirte cualquier cosa por salir del paso, como tu lo ves como ése salvador y evangelizador que te va a llevar a la luz, puede que hasta le tengas miedo y no te atrevas a cuestionar nada incluso si tu instinto y sentido común te hace dudar de él y su versión de la verdad.

El Buen Mecánico

Éste tipo de médico puede estar en una gran nave nodriza que lo gobierna con buenos principios o trabajando por cuenta propia también, conocí un par de ellos que aportan valor real atribuible a la razón o razones por las que terminas buscando un médico, puede que te solucione el problema, como también puede que no, pero en su esencia tiene claro que quien manda eres tu ya que serás quien le paga a el y en consecuencia te trata con dignidad y respeto, se tomará el tiempo éticamente de buscar la causa real de tu problema y brindarte una solución, te dirá franca y directamente su versión de la verdad de una manera transparente, honesta, incluso fría y cruda, "como te pienso decir la mía más adelante" y podrás saber si aún estás a tiempo, si estás leyendo ésto, deseo de todo corazón que sí lo estés.

Éste buen mecánico lo hay por fortuna en muchas partes del mundo, hay unos de ellos que incluso ni te van a cobrar, hicieron su carrera de medicina con amor y dignidad, unos de ellos se volvieron especialistas en algo y sin duda alguna, son los que hacen honor real y tangible a tan noble, hermosa y humana profesión.

"Cásate con un médico viejo y un peluquero joven".

El Mecánico Traidor

Se cansó del sistema, abandonó sus entidades que lo gobiernan, abandonó su nave nodriza y te promulga su verdad de manera 100% honesta y transparente, te habla del oscuro y retorcido mundo entre algunas farmacéuticas que ofrecen comisiones a médicos por recetar a su favor, éste es uno de los tipos de médicos con los que me siento bien y me identifico, ya que me hizo entender que algunas veces el sistema inventa o exagera enfermedades para mantener el modelo de negocio.

El Mecanico Salvador

Nos puede sacar de un apuro leve o grave, podrías haber llegado de urgencias a un hospital y uno de éstos Héroes te salvó la vida, se merece más que una medalla, éste héroe trabaja duras y largas jornadas, es un verdadero "Jedi" que es capáz de hacer hasta el último esfuerzo por salvarte, a éste mecánico salvador también puede que lo gobierne una gran entidad.

El Senado De Los Mecánicos, Los Darth Vader

Es una o varias entidades localmente en cada país, o globalmente de manera distribuída, allí se crean todas las leyes "buenas o malas", "correctas o incorrectas", "convenientes o no convenientes", "conscientes o inconscientes" a las que se someten todos los mecánicos a nivel global, y también todas las entidades y naves nodrizas que albergan a todos los mecánicos, éste senado escribe sus propias biblias y quien tenga la osadía de contradecir sus pergaminos o estatutos será el "mecánico traidor" del que te hablé más atrás.

Panorama General De
Los Mecánicos

Para el caso puntual de mi país natal y bajo mi propia experiencia personal considero que en una gran mayoría, mas no en su totalidad, éste gremio es una enorme secta de delincuentes amparados por la ley, esperan pacientemente a que tu sin saberlo la embarres para cuando llegues allí en búsqueda de ayuda puedas encontrar todo un arsenal de medicamentos, procedimientos y otros, caso puntual, la diabetes, la cual se puede revertir en la mayoría de casos, pero ellos nunca te lo dejarán saber, ésta enfermedad se construye con patrones equivocados de alimentación "gasolina corriente".

¿En qué momento nos dejamos meter el gol que para cada problema hay una pastillita?, la más mínima molestia de salud en un 93% ha sido causada por algún alimento o bebida agresora, a no ser que hablemos de otro contexto como un imprevisto o un accidente.

CAPÍTULO 3

Diagnóstico técnico

N ivel de dificultad: 0 de 10

HTTPS://ANUNCIOS.JAMCLUSTER.COM/VIDEO/BOOK_VIDEO_03.MP4

Existe una enorme lista de denominaciones o terminologías que cada mecánico sin importar cual sea, son de uso general y son un estándar que ha sido investigado, estudiado, y promulgado desde las grandes entidades gobernantes para lo cual existen múltiples formas de tratar, te menciono algunos muy comunes de ellos:

- Cólon irritable
- Gastritis
- Migrañas
- Acné
- Hiperhidrósis
- Ovarios poliquísticos
- Dolores articulares
- Hemorroides
- Hinchazón abdominal
- Manchas en la piel

- Diabetes
- Dermatitis
- Alergías
- Rinitis
- Hongos
- Colón inflamado
- Fatiga crónica
- Ansiedad
- Depresión
- Estrés
- Falta de deseo, interés y otras alteraciones en la sexualidad
- Candidiasis
- Hipotiroidismo
- Hipertiroidismo
- Infecciones crónicas
- Insomnio
- Bruxismo
- Cancer
- Otros...

Por mi parte, yo clasifique en varias de éstas categorías durante mis múltiples visitas a la mayoría de talleres de mecánicos que te mencioné en el capítulo anterior.

El común denominador entre éstas visitas siempre fue el estrés y la ansiedad, hasta tal punto que luego de varios exámenes y test de laboratorio, uno de éstos mecánicos de forma muy pedante y agresiva me dijo:

Usted es una persona muy ansiosa y lo voy a remitir con otro mecánico "Un psiquiatra".

Pasé también por varios otros mecánicos:

- Neumólogos
- Cardiologos
- Endocrinólogos
- Gastroenterólogos
- Psicólogos
- Neurólogos
- Dermatólogos
- Urólogos
- Internistas
- Otros...

Cada uno de ellos por fortuna tiene para tí un medicamento, una crema, una inyección, un procedimiento, una cirugía si es el caso, particularmente para muchos es necesaria alguna medida que te saque del apuro por el cual buscaste ayuda.

El Motor Está Trabajando Forzado

Definitivamente hay situaciones estresantes y momentos de ansiedad sin duda alguna, el problema radica en no saberlos pilotar, te voy a soltar otra perla: la "gasolina corriente" de la que te he hablado desde el comienzo tiene un impacto muy importante en la forma como puedes tolerar el estrés y en consecuencia generar ansiedad.

Salvo que se trate de una situación real tangible e irreversible como la pérdida de un ser querido, un accidente o algo en esa rama, un imprevisto grave o crítico puedes estar ansioso o estresado por algo que no estás viendo de manera consciente, está allí oculto y te puede desencadenar un sin número de síntomas como los que te mencioné anteriormente.

Aún con una situación estresante real, la

"gasolina corriente juega un papel que no te imaginas", puede hacer que toleres o no una situación estresante, tiene el poder de hacerte pensar y actuar peor o mejor.

El Motor Se Recalentó

Sentado en frente de la computadora en uno de mis emprendimientos inicia una sensación de electricidad que sube desde el estómago hacia la cabeza con una creciente "sensación de muerte inminente", algo así como un ataque de epilepsia, los mecánicos lo bautizaron con "parestesia", gradualmente y en menos de 2 minutos se tornó como una parálisis, como fue posible y solitario llegué al hospital más cercano, me recibió un "mecánico aprendiz" con mucha prepotencia, luego de un rato el devastador ataque desapareció, el mecánico dió su diagnóstico: "estrés", regrese caminando normal a casa, recordé que el taxi que me llevó, le pagué con un billete de alta denominación y como pude le dije al taxista que se devolviera a mi casa y le avisara a mi padre y le diera el cambio, no hizo ninguna de las dos.

Pasados un par de días el episodio se repite de nuevo en varias oportunidades, por recomendación de varios mecánicos tomé varios medicinas formuladas por ellos, entre los cuales se encontraban varios tipos de tranquilizantes, medicinas para la digestión, para el dolor, para inflamación, para alergias en todas las presentaciones posibles como pastillas, jarabes, inyecciones.

Para acabar de completar, dormir se tornó imposible, en medio de la noche me despertaba de un brinco con parte del cuerpo paralizado, como si hubiese estado sin respirar por mucho tiempo, algo que los mecánicos conocen como "apnea".

Los emprendimientos sobre los cuales había venido trabajando comenzaron a perder fuerza motriz debido a las complicaciones del estado de la maquinaria.

Mi ser interno comenzó maliciosa y

retorcidamente a pensar que todas las medicinas ordenadas por mis mecánicos no eran más que humo y no servían para nada, quizás me tranquilizaba por momentos cortos o espontáneos de tiempo pero no eran la solución al problema de raíz que cualquiera que fuese estaba viviendo dentro de mi.

En varias oportunidades tratas de tocarle el tema de "la gasolina corriente" a tu mecánico y noté un común denominador, ellos no se meten en eso o te evaden el tema.

Por seres queridos muy cercanos escuche consultas en los que éstos mecánicos hablaban de cosas como que comer espinacas sube la presión arterial, o comer la piel del pollo y la grasa de las proteínas taparía las arterias y una larga lista de afirmaciones que si bien podrían ser reales, dentro de mí comenzaron a crecer una serie de nuevos cuestionamientos respecto a todo ésto en concreto, para ser más preciso, en cuanto a las medicinas versus la gasolina corriente, o sea: "tus alimentos y bebidas".

En adición a ésto, incluso hoy que escribo éstas líneas escucho afirmaciones así de mis tías, de algún vecino, de algún amigo, de personas que hablan entre sí, de cualquiera, de alguien que tiene alguna enfermedad, teorías que son promovidas como verdades absolutas en forma de consejos sobre "alimentos y bebidas" buenas o malas para la salud, seguramente unas muy válidas y reales y otras producto de "cuentos o historias de pueblo".

CAPÍTULO 4

Cambiando a "gasolina premium"

Nivel de dificultad: 10 de 10

HTTPS://ANUNCIOS.JAMCLUSTER.COM/VIDEO/BOOK_VIDEO_04.MP4

No te podrás imaginar cuánta obsesión puede tener un emprendedor cuando ha encontrado una razón para ir hacia adelante ya que ha encontrado una veta de oro que le da una energía sin precedentes que hasta se te olvida comer, pues bien, justamente eso fue lo que yo hice, dejar de comer "gasolina corriente", era hora de cambiar el tipo de combustible a "gasolina premium", mi ser interior me decía que el problema yacía allí.

Como ya sospechaba que la causa de las diversas molestias de salud tenían que ver con la "gasolina corriente", busqué abajo de la cama, encima de ella, al lado de ella, diagonal a ella, el causante de las alergias, ¿sería polvo? ¿ácaros? Y los otros síntomas, "los de la lista que te describí más atrás", ¿era una enfermedad que me tocó por herencia? ¿Una enfermedad degenerativa? ¿Cualquier enfermedad que simplemente "me tocó"?, ¿"cáncer"?, ¿Cómo se llamaba la enfermedad?.

Lo primero que hice fue comenzar a alimentarme con una gran cantidad de vegetales fibrosos y de color verde como protagonista principal, incluso ni comí proteínas animales, casi de manera inmediata note que la digestión fue muy diferente, como más liviana y suave, eso quiere decir que no comí absolutamente nada diferente a vegetales, entre los cuales estaban las espinacas el apio, el brocoli, zanahorias y pimientos.

Al cabo de 48 horas sentí como si mi cuerpo se hubiese liberado de una gran carga, había una sensación de libertad al respirar que no te puedes imaginar lo bien que se sentía, era como tomar solo un poco de aire, "muy poco", en intervalos de en promedio cada 30 segundos, y eso bastaba para que mi cuerpo se sintiera con el suficiente aire, sólo recuerdo haberme sentido así cuando era niño.

El cambio de "gasolina corriente" a "gasolina premium" lo hice de forma radical, de un día para otro.

Sentí tanta energía y vitalidad que al cabo de varios días pensé que toda la vida debí alimentarme de ésta manera, la calidad del sueño también tuvo un cambio "demasiado notorio", es más, quedaba tan profundo que sin importar cuantas fiestas hubiesen en mi vecindario un fin de semana, dormía de forma tan profunda que ni me daba cuenta, al despertar al día siguiente, realmente me sentía reparado.

La energía era tanta que a veces ni

sabia que hacer con ella, pude continuar de manera contundente mis proyectos de emprendimiento, el foco mental y la motivación eran absolutos.

Otro cambio muy notorio ocurrió en mi estado de ánimo, no te imaginas los desafíos económicos, mentales, físicos que el emprendimiento conlleva, esta "gasolina premium" de extraña forma hacía ver las dificultades como una herramienta para catapultar tu ser hacia un horizonte positivo, se parecía como a estar en una fiesta pasando una buena parranda de la música que te gusta y alcohol, totalmente felíz pero sin tener resaca, ni en ese momento ni en los días siguientes, la peor tormenta o ventisca, un atasco en el tráfico, un bebe que su mamá llevaba en sus brazos se me vomitaba accidentalmente encima mío, cualquier cosa por desagradable y molesta que fuese me la tomaba con gracia y tranquilidad.

Éste frenesí de energía y motivación sin límites duró 4 meses aproximadamente, a partir de ese punto los niveles de energía bajaron significativamente, acompañados de pérdida de foco mental, dificultad para realizar deporte, el desorden de sueño regresó, algo estaba saliendo mal.

Durante éste periodo de tiempo perdí peso, cuando todo inicio me encontraba en 75 Kg, al final de éste periodo de 4 meses que te conté, estuve en 55 Kg, es de notar que mi estatura es 1.72 m.

¿Qué estaba saliendo mal con la "gasolina premium"?, la cual tanta energía y vitalidad me dió en éstos 4 meses.

Mentiras De Mi
Mecánico Ladrón

En éste punto de mis emprendimientos y salud, con el auto aprendizaje luego de 4 meses con "gasolina premium" hice una recopilación de varias mentiras y mitos que mis mecánicos me habían tratado de adoctrinar de forma inocente o incluso delictiva.

Afirmación del mecánico: Usted es una persona ansiosa, debe ir con el mecánico psiquiatra.

Mi observación: El cuerpo podría estar ansioso por algo en la "gasolina corriente" que lo estresa y lo desequilibra, uno o varios agresores ocultos en la comida.

Afirmación del mecánico: Si estás fatigado es porque no estás comiendo lo suficiente para que el metabolismo se mantenga activo y saludable, debes comer cada 3 horas.

Mi observación: Dejar de comer por algún periodo de tiempo puede sanar, vivímos en un mundo abundante de alimentos que podríamos tener agobiado al cuerpo con tanto frenesí alimentario y más aún si nuestra constante es "gasolina corriente" que sin darte cuenta te enferma y te estresa, es más, te envenena.

Afirmación del mecánico: Hay colesterol bueno y colesterol malo y tener el colesterol alto es peligroso.

Mi observación: El colesterol es vital para la buena salud, solamente proviene de consumir productos animales, si dejas todos los productos animales y te vuelves 100% vegano, incluso así tu cuerpo va a producir su propio colesterol, de éste dependen muchas buenas funciones de nuestro cuerpo incluida la síntesis de vitamina D, la producción de testosterona, de melatonina entre muchas otras buenas funciones de nuestra biología implícita original que en general hace que estemos saludables, energéticos, vitales, potentes, seguros e imparables, el colesterol podría convertirse en tu enemigo solo si tu "gasolina corriente" no es biocompatible con el cuerpo humano y su proceso natural de bio interacción alimentaria.

Afirmación del mecánico: No debe comer grasa ni sal, debe comer normal.

Mi observación: Las grasas y la sal de las fuentes correctas son necesarias para el cuerpo, históricamente el ser humano ha cazado animales y ha usado sus grasas como parte de su dieta, también otras fuentes de grasa presentes en múltiples alimentos como los cocos, la nueces solo por dar un par de ejemplos, en cuanto a la sal, nuestro planeta mayormente es océano y el gigantesco ecosistema de vida en los mares es muy salado lo que me dice que la sal es vida en sus proporciones adecuadas, incluso, cazar y comer un salmón nordico, al momento de que lo cocines y te lo comas estarás comiendo una buena cantidad de sal, si no estuvieses en el mar, originalmente los ríos arrastran una gran cantidad de minerales entre ellos el sodio, es una hermosa combinación que se construye de la mezcla del agua mientras pasa por tierra, rocas, organismos vivos, el sodio ayuda a la buena comunicación entre las células y a potenciar la energía y vitalidad, si llegas a un hospital de urgencias es muy probable que tu "mecánico salvador" lo primero que haga es ponerte una solución salina, o sea, "agua con sal" e incluso otros minerales como el magnesio y el potasio, en cuanto a la afirmación de mi mecánico "comer normal", se refería a comer varias veces al día y alimentos y bebidas normales que se consiguen en los supermercados, hoy en día, me alimento de forma anormal, ya te contaré más adelante con lujo de detalle.

Otras varias afirmaciones del mecánico: Si tienes dolores de cabeza, dolores de estómago, fatiga, sangrados, falta de energía y cualquier otro síntoma en el que no te sientas saludable es necesario que te tomes un medicamento.

Mi observación: No siempre, es más, el cuerpo se puede curar solo, y si vives un estilo de vida en el que no lo agredes y usas el combustible correcto, las posibilidades de que algo anormal te suceda se reducen de forma significativa, nos venden la idea de que para cada dolor o molestia hay una pastilla, en realidad lo percibí como un intento de lavado de cerebro o adoctrinamiento, pienso que todo está en el combustible que uses, el será tu medicina, el más mínimo dolor de cabeza me parece que es el resultado de una agresión que bien puede ser alimentaria o por otro factor externo que es difícil ver, te doy un par de ejemplos, humo de vehículos, lociones, tóxicos en el aire, otros.

Mentiras Inocentes De Mis Vecinos Y Otros Seres Cercanos Que Fueron Adoctrinados Por Algún Tipo De Mecánico.

Afirmación: Consume aceite de coco que es muy bueno.

Mi observación: mejor cómete el coco.

Afirmación: Debes comer dos o tres comidas diarias, incluso si te da hambre a toda hora, no te pierdas de ese antojo, come lo que se te antoje.

Mi observación: Si comes estratégica y correctamente, y en adición nutres e hidratas adecuadamente tu cuerpo puede que necesites comer 1 sola vez diaria, y algunos días puede que no te den ni ganas de comer, entonces te olvidas de ese tema como si fuese el centro de la vida y te puedes ir por el mundo a divertirte en temas diferentes como tirarte de un paracaidas, jugar un partido de fútbol, compartir con tu familia, de paso, te aseguro que vas a ganar un montón de salud y energía, no estamos diseñados para pasarnosla comiendo a toda hora, "Hay días que el león no casa".

Afirmación: El azúcar es el blanco de la caña.

Mi observación: Dentro de nuestro cuerpo todos los carbohidratos dulces o con poco o nulo sabor son metabolizados para ser usados como energía, un exceso de arroz o cualquier otro almidón me parece que se comporta igual que un exceso de azúcar, a nuestra lengua y cerebro le encantan los sabores dulces y las texturas almidonadas, pero de la garganta hacia abajo "los excesos de éstas cosas", causan caos, destrucción e inflamación y en consecuencia aparte de otros daños a nuestro organismo, se crea y acumula grasa, con la fruta tiende a suceder lo mismo si se abusa de ella, creo no he visto documentado ningún caso de alguien que falleció por una sobredosis de espinaca o brócoli.

Afirmación: Debes "hacer del 2" todos los días incluso varias veces.

Mi observación: Depende de lo que comas y como estés adaptado a él, depende del nivel de actividad física, depende si es algo que el cuerpo quiere y valora y tratará de sacarle hasta el último nutriente y lo usa y aprovecha casi al 100%, o por el contrario trata de deshacerse de él a toda costa evacuando, depende de la salud de todo tu sistema gastrointestinal que comienza desde la misma boca, aquí pienso de nuevo en la fruta, "¿acaso el cuerpo quiere deshacerse de ella y el provecho que saca de ésta es escaso o nulo que te envía de manera seguida al baño?".

Afirmación: Las carnes animales dan cáncer y aún más las rojas.

Mi observación: Incluso si dan cancer, porque me parece que ningún estudio científico puede asegurarlo, yo no dudaría de una fuente de alimentación que el hombre evolutivamente ha tenido disponible de forma natural siempre al igual que otras especies que comen carne, por el contrario si dudaría de ese paquete de galletas, o de ese yogurth, etc. "Aquí la cosa se pondrá cada vez más interesante".

Afirmación: El sol es peligroso y dañino.

Mi observación: Me parece que el sol es una ficha fundamental para la vida, al igual que lo es la lluvia, al igual que el viento, me doy mi dosis de sol cada vez que puedo, y lo hago sin bloqueador, si tendría la precaución que si llevo años en una oficina encerrado y trabajando en frente de una pantalla de computadora, o cualquier otra que sea la causa de llevar mucho tiempo sin exposición al sol, lo haría de forma gradual hasta que para la piel sea tolerable, sin llegar a excesos.

Afirmación: Ese malestar, ese resfriado, esa diarrea, ese dolor es una baja de defensas

Mi observación: Tienes un organismo que es terreno fértil para todo tipo de enfermedades y ellas gracias a ese podrido ecosistema pueden proliferar fácil, rápido y de manera cómoda, muchas enfermedades siempre van a estar allí, mi punto es que quiero que reprendas tu cuerpo para que sea una muralla de acero en donde nada malo pueda proliferar.

Afirmación: Ese muchacho está en plena pubertad y por tal razón su acné.

Mi observación: "Ese muchacho" mete de todo tipo de porquerías a su cuerpo a través de su boca en forma de alimentos o bebidas, pero de fondo su organismo no está diseñado para tales alimentos o bebidas, me parece que el acné es una forma como nuestro cuerpo nos muestra la manera como su dueño lo está agrediendo sin saberlo.

Afirmación: El azúcar es necesario.

Mi observación: El cuerpo se adapta a lo que sea que le des, o no le des, hasta que estalle, si no le das nada, "ningún carbohidrato", usará las reservas de grasa, éste es un super combustible que casi nadie en ésta época moderna fuerza a su cuerpo a usar, yo en lo personal dejé todo tipo de azúcar hace mucho tiempo y estás leyendo ésto.

leyendo ésto.

CAPÍTULO 5

*Cambiando a combustible "Diesel",
más torque, más fuerza, menos
revoluciones, distancias más largas.*

N ivel de dificultad: 10 de 10

HTTPS://ANUNCIOS.JAMCLUSTER.COM/VIDEO/BOOK_VIDEO_05.MP4

Luego de 4 meses con mucha energía, vitalidad y enfoque, en los cuales me sumergí por completo en una alimentación 100% vegana, parecía que el final de las reservas de algunos aminoácidos había llegado a su fin, por lo cual fue necesario regresar a la mesa de dibujo y al laboratorio de experimentación y con lujo de detalle elaborar el plan con los siguientes pasos a dar, sentí los dolores y las deficiencias musculares y articulares.

Fue claro para mí que el cambio de combustible de "gasolina corriente" a "gasolina premium" le sirvió a mi cuerpo para liberarse de la carga que lo estaba agobiando y salir de aquel apuro.

Resultó ser que los múltiples minerales, micronutrientes, fitonutrientes, vitaminas y cualquier otro componente presente en la gran cantidad de verduras que ingerí durante éste periodo fueron los super héroes que lograron sacar el metabolismo del atasco en el que estaba, del ecosistema putrefacto que vivía al interior del organismo, sin un solo medicamento, sin una sola pastilla, sin una sola inyección, ¿puedes creerlo?, Pero, ¿qué salió mal luego de los 4 meses?.

Si en éstos momentos que me siento tan bien, por alguna razón de salud algo llegase a salir mal tengo claro que haría un protocolo de "gasolina premium" de nuevo por un periodo de tiempo, retomaría ese salvavidas, esa "vida extra".

Nuestra estructura corporal si la analizamos a detalle es músculo, tejidos, piel, mucosas y otras cosas más, lo cual es sinónimo de "proteína", adicionalmente dentro de nuestra sangre circulan los nutrientes que ingerimos a través de nuestros alimentos y bebidas, incluído todo lo que estaba presente en la gran cantidad de vegetales que consumí durante aquel periodo de tiempo.

Entonces al parecer había una ficha faltante en ese rompecabezas, adivinaste, la proteína que compone y mantiene nuestra estructura corporal, funciones neuronales, funciones hormonales entre otras más.

Ése veganismo absoluto me sacó del lío en el que estaba metido mi cuerpo, revirtió cualquier cosa que dentro de mi se estuviese formando, "uno de mis mecánicos me advirtió de un cáncer", una vez que sales del apuro, o eres muy bueno en nutrición para tener el 100% de los aminoácidos necesarios a través de una alimentación 100% vegana, o una vez que salgas de aquel apuro, retomas las proteínas que la naturaleza implícita de tu ser te reclama ya que es tu esencia y estructura que desde que lactabas el pecho de tu madre la naturaleza te dio.

"No verás a un león pidiendo una ensalada para acompañar esa gacela que acaba de cazar".

El cambio a "combustible diesel" reconstruyó toda la masa muscular perdida de acuerdo con el peso y estatura, se siente en los músculos la fuerza y la potencia gracias a la re-introducción de la proteína, ésta mezcla de proteínas con gran cantidad de vegetales como bien lo titulé en éste capítulo trajo beneficios como menos hambre, energía de larga duración, buen sentido del humor, buen sueño, capacidad de durar periodos de tiempo más largos sin necesidad de alimentación, capacidad de ejercicio intenso y prolongado sin alimentos, o sea, "en ayunas".

Has leído en cada capítulo que hay un nivel de dificultad, con ésto me refiero a que tan difícil puede ser para ti ese cambio brusco de combustible, cuando usas "gasolina corriente" y cambias a "gasolina premium" tu cuerpo puede que entre en agonía pidiendote por medio de cualquier malestar que le devuelvas ese paquete de galletas, esa gaseosa, ese pan, ese plato de arroz, ese helado etc, "la lista puede ser interminable", o cualquier otra cosa que inocentemente solías darle y que sin darte cuenta te estaban por el contrario perjudicando.

El nivel de dificultad en 10 de 10 al pasar de "gasolina premium" a "combustible diesel" me refiero a que para el organismo puede ser más desafiante sustentar sus funciones a partir de digerir proteínas y grasas lo cual normalmente es un proceso más lento, y aún así brindar mucha energía, incluso en ayunas con actividad física de intensidad o de larga duración, no será fácil, pero la recompensa es enorme, es como si cruzaras entre dos islas en medio de un mar agitado, tu instinto natural te tratará de forzar a que regreses incluso a "gasolina corriente", pero si llegas al otro lado de éste mar agitado podrás decir: "¿Eso es todo?", qué más tienes para mí, ven aquí, te partiré la cara, no te tengo miedo, ya no querrás regresar, habras reprendido a tu cuerpo para que deje de ser una flor muy frágil, y por el contrario se convierta en esa muralla de acero de la que tanto te he venido hablando en la cual será casi imposible que prolifere una bacteria enemiga o florezca una enfermedad.

El Modo "Turbo Diesel"

Quizás has notado que cuando comes bastante y quedas muy lleno te tiendes a poner más pesado y lento, incluso si se trata de la comida más saludable, bien, pues precisamente de eso te quiero hablar, comer hasta quedar obscena y grotescamente lleno?. De niño a muchos de nosotros quizás ni hambre nos daba y prácticamente nuestros padres, amigos o familiares nos metían la comida casi a las malas aunque algo en nuestro instinto nos hiciera sentir rechazo hacia ella simplemente por el hecho de que en realidad en ese momento no había un hambre fisiológica real o lo que había comido ya era suficiente.

Nuestros medidores de hambre y saciedad "grelina y leptina" con el tiempo se van alterando en función de múltiples factores, en la actualidad realizo actividad deportiva intensa e incluso así, realizo semanas completas de 1 sola comida diaria, eso si, en ella deben estar todos los nutrientes necesarios de "proteínas, vegetales, grasas y otros" y llegando hasta un 70% de estado de saciedad, "comer hasta tu 70%", en éste ambito de 1 sola comida diaria, los únicos líquidos que uso como bebida es agua con electrolitos.

Es justo en ésta modalidad en la que te puedes poner en modo "turbo diesel", quitarle trabajo, carga, contenido que movilizar, separar, digerir al intestino para que en general el metabolismo se dedique a otras tareas diferentes al interminable ciclo de "comer varias veces y evacuar" es algo que tu cuerpo te va a agradecer proporcionando más energía como recompensa, foco mental, vitalidad entre otros.

En adición ésto te va a llevar a tu estado de fábrica original en el que realmente vas a comer teniendo un hambre fisiológica real, creeme, no la pasamos comiendo de más hasta que llegamos al punto de agobiar a nuestro cuerpo.

El Tanque En E "Empty O Vacío"

Para la mayoría de personas un estómago vacío es sinónimo de caos, pueden perder la tranquilidad y entrar en angustia, desespero y estrés, ésto solo refleja un metabolismo frágil, corrompido y alterado, resistente a la acción de una hormona con el nombre de "insulina", seguramente has oído hablar de ella, pues bien, te aseguro que incluso con el estómago vacío dentro de tu intestino hay la suficiente cantidad de contenido del cual tu cuerpo puede sacarle hasta la última gota de provecho incluso hasta el punto de que la evacuación se detenga o sea muy mínima, producto de que el cuerpo tratará de aprovechar al máximo lo que en el intestino queda.

Tener el estómago vacío por un periodo de tiempo es algo que me parece muy saludable, incluso permitirte el hecho de sentir hambre por un periodo de tiempo en el que reprendas a tu cuerpo que no cuentas con comida disponible a toda hora, "ve a la cama con el estómago vacío" cada vez que puedas, eso sí, el agua y los electrolitos nunca deben faltar.

Si estás intentando revertir alguna condición de salud puede que sea difícil al comienzo soportar un rato de hambre, pero luego de un tiempo que logres construir la muralla de acero, va a ser un paseo para ti, en adición, te doy un secreto, no siempre es hambre, en realidad es sed.

Ir En Reserva

Éste es quizás el modo de combustión metabólica más difícil de alcanzar, a la vez que es el más eficiente y reparador, pues si has pasado un periodo bastante largo, "más de 24 horas" sin comer absolutamente nada, tu cuerpo gracias a que le quitaste por ese momento el enorme trabajo de digerir, por fin puede dedicarse a otras tareas de mantenimiento y reciclaje de tus sistemas, es extraño pensarlo pero en éstas condiciones es en las que el cuerpo recupera energía gracias a que inicia el proceso de autofagia y reparación.

Ir en reserva me refiero a que una vez se acabaron las reservas de glucosa almacenadas en sangre, músculos e hígado, tu cuerpo comenzará a usar el mejor combustible que tiene para su funcionamiento, "tu propia grasa corporal", la eficiencia de éste combustible es tal que puedes durar mucho tiempo sustentado en éste combustible, hacer periodos en los que no hay ninguna ingesta de alimentos equivale a ir al hangar de mantenimiento, una vez más recuerda, la hidratación con agua y electrolitos nunca deberá faltar.

Para alcanzar éste nivel de "Ir en reserva" se requiere un periodo de adaptación gradual, en adición, haber aprendido a nutrirnos correctamente, una de las formas más hermosas que tenemos de lograrlo es quizás cuando estamos tan ocupados en algo que nos motiva tanto que hasta se nos olvidó comer, imagina que eres Nicola Tesla y estás construyendo el motor trifásico que nos dejó de legado hasta el día de hoy y gracias a ésto, gran parte de la industria y la electricidad que conocemos hoy se la debemos a ése monumental e histórico legado.

CAPÍTULO 6

Combustible para Jet "Jet Fuel"

N ivel de dificultad: 1 de 10

HTTPS://ANUNCIOS.JAMCLUSTER.COM/VIDEO/BOOK_VIDEO_06.MP4

En éste capítulo el nivel de dificultad es mucho menor que algunos de los anteriores y la razón es simple, si llegas hasta éste punto en la búsqueda del mejor combustible para tu cuerpo, quiere decir que ya pasaste por la parte más difícil y te diste cuenta que tu cuerpo se adaptó y acepta que los combustibles que has probado, y que ya en éste punto son diferentes a la "gasolina corriente" que inicialmente quizás has usado, ahora el nuevo es más biocompatible contigo y en consecuencia te has comenzado a sentir mejor.

No hay nada en la ingeniería que a mi en lo personal me genere más asombro en cuanto a lo que nosotros los seres humanos hemos sido capaces de lograr que el hecho de poner cosas en el aire, en los cielos y hasta fuera de nuestro planeta, "la aviación".

Poner un avión o un cohete en el aire, o aún mejor, ponerlo en la órbita o en el espacio es un desafío de ingeniería que definitivamente requiere del combustible más potente y poderoso de todo el sistema solar.

Trasladando éste concepto al tema principal de éste libro, "construir una salud de hierro", aquí el combustible para jet o "Jet Fuel" al ser el más potente y poderoso, funciona en sinergía con unos aditivos y que han estado siempre en nuestra existencia y a veces no le hemos dado el protagonismo que éstos aditivos y elementos necesitan.

Éres De Criptón

Nuestro cuerpo tiene paneles solares, ¿lo sabías?, es nuestra piel, ¿te recuerdas de Super Man?, él se recargaba con el sol, la exposición metódica y gradual a la luz solar es un constructor de energía y salud, si has trabajado en una oficina o lugar cerrado todo el año, ni se te ocurra salir corriendo a exponerte a la luz solar, hazlo de manera gradual empezando desde las primeras horas de la mañana durante periodos cortos de tiempo, luego vas subiendo de hora teniendo el mayor nivel de precaución en la luz solar del medio día y más aún si vives sobre la línea de Ecuador.

A medida que con precaución te estes re-adaptando a la luz del sol, podrás pasar más tiempo expuesto a éste hermoso astro, te repito que tengas precaución, nunca te excedas, tomar el sol construye salud, promueve la síntesis de la vitamina D de la que tanto has oído hablar, es gratis, tomar el sol te da suspicacia y buen humor, te tranquiliza, hace que el cuerpo funcione aún mejor.

A un amigo en una zona costera de Colombia le pregunté en una ocasión acerca de la edad de una persona que allí también vivía, la edad que yo le puse fue 45 años de edad, la edad que la persona tenía en realidad era 70 años, aún no salgo de mi asombro de lo que puede hacer una buena alimentación acompañada del sol y de la abundancia de oxígeno que un lugar a nivel del mar puede proporcionar.

Apagar Las Turbinas

Dormír es una de las funciones del cuerpo humano en la que pasamos a un estado de tranquilidad y reposo, en éste momento suceden una serie de eventos que no percibimos de manera consciente, dormir es una actividad que el cuerpo debe realizar sin esfuerzo y de acuerdo con el final del día y la consecuente puesta del sol, nosotros los seres humanos estamos diseñados para estar muy activos durante el día y para dormir en la noche, descansar de manera placentera y efectiva es una de las fichas para tener una energía sin precedentes.

Es precisamente durante las varias etapas del sueño en la que nuestra maquinaria se repara y se prepara para el siguiente día, es tan importante hacerlo bien que de éste dependen varios factores que tienen impacto directo en nuestra energía, vitalidad, salud mental, motivación entre otros, usar el combustible correcto es un protagonista que te va a ayudar de manera significativa para tener unas etapas de sueño placenteras y contundentemente reparadoras.

Cuando estás durmiendo y estás soñando, que parece que tal sueño es muy real o que todo allí transcurre en formato HD, equivale a tener uno de los sueños de mejor calidad.

Hangar Compartido

Cada persona con quien te rodeas construye una química dentro de ti, ésta química te da tanto energía positiva como negativa, si ya estás utilizando combustible para jet pero en tu hangar convives con otros aviones que a cada solución que tu das éstas otras aeronaves te dan un problema es necesario no gastar tu valioso combustible para jet tratando de que otras aeronaves levanten vuelo si así no lo desean.

Propulsores Extra

Puedes incluir gradualmente la realización de alguna actividad física o deporte en el que exista algo de estrés controlado, incluso en estado de ayuno lo cual va a tener muchos beneficios a nivel metabólico, la idea es que reprendas un poco a tu cuerpo para que haga energía a partir de sustentarse en las reservas del día anterior, éste va a forzar a tu mitocondria para que se comience a fortalecer y a volverse más eficiente, la hidratación con electrólitos nunca debe faltar.

CAPÍTULO 7

*Mi graduación como médico
"mi propio mecánico"*

Nivel de dificultad: 10 de 10

HTTPS://ANUNCIOS.JAMCLUSTER.COM/VIDEO/BOOK_VIDEO_07.MP4

El largo recorrido de aprendizaje está constituído por una serie de pasos y auto experimentos de los cuales puedes sacar un balance y resultados, yo lo describiría como una rendición de cuentas.

Tras los varios cambios de combustible que hice te puedo afirmar desde mi propia experiencia que nuestro cuerpo cada vez que tú le apliques un cambio brusco, éste va a reaccionar a éste cambio de manera tanto negativa como positiva.

Un cambio que al comienzo tuvo una reacción negativa, pero tras un proceso de adaptación

"3 a 6 meses" ya tu cuerpo se adaptó a él, tu metabolismo te dará algún premio que puede verse reflejado como: más energía, mejor piel, más cabello, algo que te dolía ya no te duele, algo que te incomodaba, ya no te incomoda, pérdida de peso, ganancia de masa muscular o es más, un cáncer u alguna otra enfermedad rara que estaba en camino ya no lo está.

Así como el cuerpo se adapta a las cosas buenas con su consecuente recompensa pero duro proceso atrás de ésta construcción, también se adapta a las cosas malas hasta que estalla, por ejemplo una persona que bebe bastante alcohol de manera crónica, es posible que llegue a tal punto que ni siquiera siente resaca.

Como el objetivo de éste material es que tu construyas hacia lo positivo que hasta éste punto has aprendido, recuerda que si comienzas a cambiar el combustible de tu cuerpo buscando estar mejor, no temas o entres en pánico si al comienzo las cosas parecen no estar saliendo bien, tu cuerpo es sabio y tiene una fuerza inconmensurable hacia mantenerte vivo.

En mi larga carrera de convertirme en mi propio mecánico te quiero transmitir mis aprendizajes para que saques todo el provecho de ellos, incluso en los momentos de crisis.

- Pude descubrir que si usas el combustible correcto no necesitas de ningún medicamento formulado por alguno de los tipos de mecánicos que ya hasta éste punto has conocido.
- La mayoría de mecánicos tratarán de hacer que uses alguna medicina en forma pastillas, inyecciones, cremas u otros sin centrarse en la investigación profunda de la causa de raíz que te generó algún problema.
- Si comiste y te dió sueño, quizás, la embarraste, combinaste mal o te excediste en cantidad.

- Puede ser sano que si tienes alguna molestia leve, en vez de salir corriendo a tomar alguna medicina para disfrazar el síntoma, más bien dejar que tu cuerpo se sane solo, y creeme que lo sabe hacer muy bien, ésto se logra dando un espacio sin comer nada, solo hidratación con electrolitos como el sodio de calidad.
- He definido algo que yo mismo bauticé como el perímetro alimentario seguro, en el siguiente capítulo lo puedes encontrar.
- Algún día tuve un dolor de cabeza de nuevo incluso tras el cambio de combustible, quiere decir que ese día fallé, nuestro cuerpo es perfecto y si te pasas con cualquier forma de azúcar de medio índice glucémico en adelante, "la cagaste", aquí te estoy hablando alimentos como las frutas,

los almidones como el arroz, batatas o papas, otros tubérculos y cereales en general.

- La mejor versión de mí la encontré centrado en las proteínas animales y los vegetales fibrosos y verdes "los que para muchos son los saben más feo", como el apio, el brócoli, la espinaca, la acelga, los espárragos, y otros de varios colores como los pimientos dulces y picantes, algo de tomates, algo de zanahorias, algo de cebollas, ajo, cilantro, limón y mucho pero mucho aguacate o palta, lo anterior seccionado en 2 comidas diarias o a veces 1 sola un poco más grande, las frutas, "ummmm, poco", más bien con mucha precaución, también nueces de bajo carbohidrato como las macadamias y la nuez de brasil, algo moderado y casual de cacahuete o maní, ésta mejor versión de mi también dejó de cocinar los vegetales y los comenzó a comer crudos.

- Me seguí cepillando los dientes como siempre, pero sin la tóxica crema dental, en su lugar uso agua sola, o agua con algo de limón, no tenía ni idea que el cuerpo humano absorbe con unas glándulas bajo la lengua el dañino fluor y las otras porquerias presentes en la crema dental convencional, en cuanto a la seda dental, "me parece imprescindible".

- Salvo alguna ocasión especial, suprimí por completo los pequeños snacks o meriendas reemplazando éstos momentos "de aparente hambre" por algo tan sencillo como tomar agua con un poco de sal y limón.

- Apago todas las noches el WIFI de mi habitación.

- Uso luces de cuarto tenues de color amarillo como las antiguas, "las que se parecen al color de una fogata".

- Salvo alguna ocasión especial, uso la noche para lo que el ser humano realmente debe usarla: "dormír".

- Programé mi móvil y mi PC para que cuando el sol se oculte, la pantalla sea en blanco y negro, "como los primeros TV".

- No volví a usar bloqueador solar, gradualmente me comencé a exponer más al sol, sin excederme.

- Tomo duchas frías.

- Si por alguna razón utilizo un perfume, lo aplico con cautela y solamente sobre la ropa y no sobre la piel.

- Evito a toda costa el contacto con el detergente, uso guantes.

- Respiro con el diafragma, "respiración diafragmática".

Tras toda la serie de auto exámenes y auto tratamientos, puedes obtener tu título de medicina que te lo otorgas tu mismo porque te das cuenta que al conectarte con tu sentido común hacia la naturaleza original implícita del ser humano, tu cuerpo se cura y revierte condiciones que estaban formando un cocinado letal, eso sí, hay un punto en el que si seguiste con el combustible incorrecto puedes llegar al punto de no retorno, el famoso "demasiado tarde", no te permitas llegar allí, asegurate tu también de auto otorgarte tu propio título en medicina, "Se tu propio mecánico".

Te sugiero que si estás fuera del peso ideal, o algo te molesta, te incomoda, te falta la energía, vitalidad, motivación, un dolorcito, una sensación, algo no te funciona, algo ya empezó, algo está avanzando, hagas un "stop, rebobina, play" y cambia el combustible por el que te propongo ántes de que sea más tarde, si no te hace bien, al menos no te va a hacer un mal.

No caigas en los intentos de tu mecánico

adoctrinador de venderte una idea, la que sea, duda, juzga, cuestiona con autoridad, enfócate en primero cambiar tu tipo de combustible para solucionar esa molestia que te está agobiando, intenta hacer una pausa alimentaria más larga, ve con otros mecánicos, siempre serás tú quien manda aunque parezca al contrario y ellos se presenten ante tí de forma temeraria, soberbia, prepotente y pedante.

El combustible para jet o "Jet Fuel" que uso ahora ha sido mi sanador, mi medicina y desplazó cualquier pastilla, jarabe, crema, inyección, cirugía u otros tratamientos a corto, mediano o largo plazo, ES MI ENERGÍA NUCLEAR, también, de momento, desplazó la necesidad de un mecánico "de cualquier tipo".

CAPÍTULO 8

Con las luces altas "lo que no veía, ahora lo veo"

N ivel de dificultad: 10 de 10

HTTPS://ANUNCIOS.JAMCLUSTER.COM/VIDEO/BOOK_VIDEO_08.MP4

Bienvenido al inicio de lo que será un cambio contundente en la salud para potenciar la energía y la vitalidad de nuestro ser, vivimos en un mundo que percibimos como normal pero que no es biocompatible con nuestro organismo, con éste contenido toda audiencia lectora es afortunada por tener el privilegio de lo que será "abrir los ojos" respecto a hábitos y patrones alimentarios que sin darnos cuenta nos están enfermando, desequilibran nuestras hormonas, nuestra energía, nuestra sexualidad, nuestra capacidad para enfocarnos, nuestro estado de ánimo y motivación.

Se tornó normal el hecho de tener dolores de cabeza, de estómago, no tener energía, tener momentos de depresión, perder el interés, tener disfunciones sexuales, tener acné, perder el cabello, ganar peso etc, y una gran cantidad de situaciones de salud que dejame decirte de forma contundente y agresiva: "No son hereditarias, no son normales ni tampoco casualidades", el 93% de cada situación negativa de nuestra salud" es producto del hábito de lo que comemos, quizás no te das cuenta pero le damos placer a la lengua, "más no" nutrientes que nos sanan y nos recompongan.

prepárate, en ésta sección vas a leer cosas que quizás no te van a gustar y serán difíciles de aceptar, tengo que decirte la verdad fría y cruda para que despiertes y logres salir adelante de cualquiera que sea tu problema por el que compraste éste libro.

Te darás cuenta que muchos de los alimentos

que vas a comer no son muy habituales en la vida cotidiana pero siempre han estado ahí esperando que nosotros los consumamos, nuestra atención se ha desviado hacia otro tipo de alimentos que son los que nos causan todo tipo de problemas de salud son "lobos disfrazados de oveja", para dar un ejemplo: tomarnos 12 cervezas, o comernos ese postre o aquella CocaCola pueden tener un impacto en nuestra salud hasta 3 semanas después de haberlos consumido, cuando logres desintoxicar tu cuerpo de cualquier "alimento agresor o bebida agresora", tu cuerpo comenzará a funcionar con una energía y vitalidad sin precedentes, será un carburante potente y trascendental que no vas a querer abandonar de aquí en adelante.

Los Hábitos

Todos los seres humanos tenemos tareas, actividades, momentos ciclos semana tras semana entre los cuales podemos encontrar levantarnos todos los días, tomar una ducha, ir al trabajo, alimentarnos, reunirnos con amigos y familiares y en sí cualquier actividad durante el curso normal de la vida día tras día, semana tras semana y año tras año.

Si llegaste a ésta parte y sigues conmigo, y quieres intentar recuperar algo en tu salud, te doy la bienvenida, de corazón te digo que hay "UNO", solo "UNO" de todos nuestros hábitos que sin darnos cuenta nos quita alguna parte de nuestra salud, y son los alimentos o bebidas que consumimos, "la gasolina corriente que te hable desde el inicio", de éste hábito depende el 93% de nuestra buena salud, por tal razón a partir de la corrección de éste hábito se puede construir una salud de hierro y de paso te va a dar la energía para otros buenos hábitos.

La Comida "Combustible" En Éste Material

Todos los alimentos aquí son fáciles de conseguír de manera que te van a facilitar la vida, eso si, dejame decirte que "Quizas tu pensarás": ¿Un plato gigante de verduras?; justo en ese momento te pediré: ¡Detente y mira a tu al rededor!, gran parte de nuestro planeta es de color verde, no es casualidad, tampoco lo es que existan animales por ahí que nosotros u otras especies podamos cazar, así que sería tonto y ridículo cuestionar comer 6 huevos y no cuestionar comerse un paquete de galletas o tomarse una botella de alcohol, "ninguno de los 2 anteriores es un alimento o bebida que la naturaleza nos dió".

"Te desafío", si necesitas intentar revertir algo para que te alimentes con todos los platos que están en éste contenido y concluyas luego de un tiempo "3 a 6 meses" que cosas han cambiado en tu salud, vitalidad, energía, sueño, etc, incluso, en éste mundo moderno, tenemos opciones para alimentarnos así por fuera de casa, solo que nuestra atención está sesgada hacia vitrinas llenas de panadería, postres, grandes supermercados de cadena, comidas rápidas entre otros.

Debes Saber

Al iniciar a alimentarnos de una manera diferente a la forma como venimos haciéndolo durante años significa que nuestro cuerpo va a reaccionar incluso de manera negativa al comienzo, pero creeme, luego entenderá el mensaje y sabrá que lo que les estás dando ahora es "el nuevo combustible" el cual va a tolerar cuando se habitúe a él, con la diferencia que día a día te va a nutrir de verdad y te va a sanar, te quiero dar un mensaje claro y directo: "debes ser radical disciplinado y persistente", no hay término medio si en realidad quieres recuperar lo que has perdido.

Mastica Que Para Eso Tienes Dientes

La mayoría de alimentos en éste material los vas a consumir en un estado natural o muy cercano a lo más natural dentro de lo posible, de manera que ésta nueva comida la vas a percibir más dura, más fibrosa o astillosa de lo que seguramente has sólido comer, debes comer con más disposición de tiempo, el proceso de digestión de éstos alimentos será más desafiante al comienzo para nuestro intestino, luego de un tiempo de adaptación "3 a 6 meses" todo fluirá suavemente!

Desayuno? Almuerzo? Cena? Onces? Postre?

Aquí esos términos no existen, en su lugar existe lo que he denominado "momento de comer" que está dividido en "Primera carga de combustible del día" y "Segunda carga de combustible del día", ambos deben ser a la hora que exista un hambre fisiológica real, siempre "SI y SÓLO SI" dentro del espectro de luz solar de un día, siempre enfócate en que la Primera carga de combustible del día sea la más contundente y la segunda sea la más light!

En Seco

Siempre que te alimentes debes hacerlo "en seco", ésto quiere decir que en los momentos de comer no puedes beber ningún líquido, al comienzo será difícil e incluso incómodo pero tras un tiempo, tu sistema digestivo va a desempolvar su mecanismo original de enzimas digestivas que inicia desde la misma boca lo cual "creeme" tu cuerpo va a agradecer, nunca verás a un león que acaba de cazar una presa pidiendo alguna bebida para bajar la comida en ese justo momento, masticar construye salud y hormonas de todo tipo.

Mi Proteína

Pon el ojo y el diente en las fuentes de proteínas con sus propias grasas y pieles antes que nada, inicia a comer las proteínas exclusivamente y acabatelas, luego pasa al resto de comida y termina.

Advertencias

Si tienes alguna contraindicación con alguno de los alimentos que puedas encontrar aquí debes consultarlo con tu médico, todo el enfoque alimentario en éste material es lo más natural posible, de manera que salvo el proceso de adaptación inicial nada aquí debería agredirte, sin embargo, ten precaución, todos los organismos son diferentes; Quizás la especie humana podría llegar a funcionar metabólicamente de manera similar, mas no igual, "Si y sólo si", todas las personas nos alineamos en hábitos, comidas y horarios, pero es algo que definitivamente no va a suceder, así que la responsabilidad es 100% tuya si ya tienes alguna predisposición médica.

"Posibles" Efectos Secundarios Iniciales

- Posible estreñimiento: enfócate en la hidratación que se menciona aquí más adelante
- Posible falta de energía, fatiga o debilidad: enfócate en la hidratación que se menciona aquí más adelante
- Posibles cambios en la frecuencia de ir al baño a evacuar: no forces anticipar ese momento, vas a tener digestiones más densas, es normal que tarden más
- Posible diarrea: tu organismo aún no se familiariza con los nuevos alimentos pero lo hará "3 a 6 meses"
- Posible dolor de cabeza: tu cerebro intenta engañarte buscando los alimentos antiguos, enfócate en la hidratación mencionada aquí más adelante
- Posibles antojos de algún alimento de siempre: tu cerebro intenta engañarte buscando los alimentos antiguos, enfócate en la hidratación mencionada aquí más adelante o dale alguna proteína de las mencionadas aquí más adelante
- Posible falta de concentración: enfócate en la hidratación que se menciona aquí más adelante
- Posible pérdida de peso: Es normal mientras el organismo se adapta

- Posibles cambios de apetito: Es normal, la comida en éste material es bastante densa nutricionalmente o en ocasiones podrías tener más hambre o incluso menos

Los Alimentos O Bebidas De Siempre

Si solías "desayunar, almorzar o cenar" ciertos alimentos y bebidas específicas todos los días y picar una que otra cosa durante el día, ya no lo vas a hacer, solamente está permitido comer los alimentos y bebidas que se encuentran aquí, si luego de "3 a 6 meses" que notes un cambio positivo o negativo en tu salud, toma tu la decisión de deshacer lo que has construído regresando a las bebidas y alimentos habituales que seguramente te llevaron a buscar una solución a algún problema de salud y que a la final llegaste a éste libro, si quieres intentar recuperar lo que has perdido o te tiene en un estado de salud del cual intentas mejorar, aplica el principio "aquí es todo o nada"

La Sal

Siempre que se hable de "sal" en éste contenido, se debe procurar en la medida de lo posible usar alguna de las siguientes:

- Sal rosada del himalaya
- Sal de mina
- Sal marina

Éstas sales son normalmente de grano más grueso, ellas se fundirán con el calor de las cocciones, en el caso de la hidratación al poner media cucharada en cada vaso de agua se van a diluír al cabo de un tiempo prudente, puedes acelerar el proceso agitando fuerte o mezclando.

Los Quesos

Siempre que se hable de "queso" en éste contenido se debe procurar en la medida de lo posible consumir quesos madurados, algunos de ellos son:

- Queso parmesano
- Queso manchego
- Queso holandes
- Queso mozzarella
- Queso gruyere

Enfócate en buscar quesos tipo graso o madurados.

El Pan, Postre, Gaseosa, Jugo, Cerveza, Galletas, Chocolatina, Helado, Otros...

Más de uno de éstos alimentos o bebidas

de seguro son los más habituales en la vida de todos, pero acaso te pregunto: ¿Que te hizo pensar que nuestro sistema digestivo está diseñado para que por él bajen éstos alimentos o bebidas? es más, ¿En realidad son alimentos o bebidas algunos de ellos?; si ponemos sentido común, nuestro cuerpo está diseñado realmente para alimentarse con algún animal que quizás cazó, para tomar un fruto de un árbol, para comer algo que salió de la tierra, para beber agua de un manantial rica en minerales que la tierra nos da, creeme que algunas de éstas cosas agreden nuestro metabolismo y biología original sin que lo notemos siquiera, son "lobos disfrazados de oveja".

El Café

Nuestra sociedad tiene lo que yo llamo "una aberración" por querer endulzar todo, los sabores dulces bloquean que podamos descubrir otros sabores, también existe la aberración del café con leche, "de vaca o de cualquier otro tipo", lo importante es que se vea de ese color y que sepa dulcesito, bueno, cuando dejamos los azúcares, las leches, nuestro cuerpo puede llegar a desear un tallo de apio con el mismo anhelo y deseo que una chocolatina y de paso nuestro sistema va a desinflamar, estar desinflamado "inflamación de bajo medio o alto grado" es sinónimo de más energía, más oxígeno, más y mejor circulación, más motivación, más ganas de vivir, el café "solito" y de calidad puede ser tremendo amigo.

Ronquidos Y Apneas?

Más allá del hecho de no dejar dormir a otros por éste hecho involuntario e inconsciente, dejame decirte que roncar es algo muy grave para la salud a corto, mediano y largo plazo, si te alimentas de manera correcta los ronquidos se podrían llegar a disminuir de manera importante, si por alguna razón fisiológica como sobrepeso, estructura gruesa de lengua o amígdalas, flacidez en el techo del paladar te está sucediendo ésto, quizás sea necesario llegar a extremos de mantener la lengua por fuera de la boca para dormir, no te verás muy lindo pero lo importante es alcanzar las etapas de sueño completas para estar reparados al día siguiente, no tener o recordar sueños al dormir o despertarse agotados podrían ser indicadores de no dormir bien.

Personalmente compré y probé todos los posibles aparatos anti-ronquidos que tuve a mi alcance, mis mecánicos me sugirieron todo tipo de equipos o medicinas para tal, pero nada funcionó, me puse en la tarea de investigar y entender el problema desde mi propia visión y te lo comparto a continuación:

Las apneas al dormir o roncar son un problema gravísimo, es común encontrar personas que indican sentir que tras "dormir" por varias horas, el sueño no sea reparador o sientan cansancio y fatiga día tras día, en el denso de la población, éste problema se puede presentar en personas "con o sin" aparentes problemas metabólicos u otros relacionados con su estado en general.

Entre las diversas manifestaciones "casi invisibles" del problema de las apneas al dormir se han encontrado casos de personas que pese a "estar, o no" en un peso correcto tienen éste problema el cual progresivamente puede causar daños irreversibles si no se detecta y detiene a tiempo.

Te reitero que el peso "NO" es el único factor clave de éste inconveniente, existen otras variables que tienen relación con el problema, algunas personas con una estructura de la lengua muy gruesa en la base podrían también tener éste inconveniente, sumado a otras múltiples variables como estados intoxicantes permanentes o inflamatorios, cada caso es único.

Al reducir o interrumpir el flujo de oxígeno al dormir el organismo es incapaz de entrar en sueño profundo el cual es el protagonista principal para sentirnos reparados y llenos de energía al día o los días siguientes, es como ir al hangar de mantenimiento, pequeñas interrupciones a nivel de la garganta causan una interrupción parcial o completa del flujo del caudal de oxígeno que ingresa hacia el organismo, también puede haber una restricción a nivel del abdomen que es como una obstrucción para que el diafragma se logre desplazar con libertad para tomar el aire, y peor aún, la suma de dos o más condiciones así empeoran el problema, con el paso del tiempo, ésto se comporta como una hoguera con una flama lenta y permanente que puede causar múltiples e irreversibles daños orgánicos.

Éstas apneas al igual que los ronquidos son involuntarios, dormir es algo que el cuerpo necesita hacer sin esfuerzo, las apneas cortan éste proceso en repetidas oportunidades mientras se trata de dormir, también puede suceder que pasa menos de la cantidad de aire necesario al cuerpo debido a la restricción del flujo del caudal de aire, allí el cuerpo no duerme por el esfuerzo extra adicional de los intentos de éste por mantenerse respirando, si vives a altitudes superiores a 1000 metros sobre el nivel del mar, el problema se puede multiplicar por 1000.

Las complicaciones a largo plazo son el estrechamiento irreversible de arterias y conductos lo cual puede catalogarse como hipertensión pulmo-cardio-vascular, posible deterioro cognitivo resultando en condiciones degenerativas físicas y mentales que no podrán ser corregidas o revertidas.

Para prevenir roncar o hacer apneas tienes cosas en casa con las que puedes detener éste problema fisiológico mecánico, haz lo siguiente:

Busca una toalla pequeña o algo que se le parezca, o puedes cortar la manga de una vieja camisa; vas a formar un rollo pequeño dejando unos 10 centímetros de sobrante, abres la boca, sacas la lengua lo que más puedas, pones la parte del rollo por encima de la lengua, "en la zona del paladar" con la tira sobrante rodearas tu lengua y la pondrás debajo de ella, será como una "U" que rodea tu lengua hacia el exterior de la boca, vas a dormir así, este improvisado pero efectivo anti-ronquidos va a hacer que mantengas la lengua por fuera de la boca mientras duermes, **"importante"** no debe quedar presión excesiva en la boca, lengua o mandíbula al poner éste elemento allí e ir a dormir, si dejas una tensión excesiva podrías amanecer con dolores en la dentadura, mandíbula o cabeza.

Los primeros días, éste cuerpo extraño en tu boca al dormir podría ser un poco incómodo, pero no te preocupes, si llegaste hasta aquí, igual se que no estás durmiendo bien, con el pasar de los días, gracias a que éste mecanismo previene que ronques o hagas apneas, lo vas a notar y ya no te será incómodo usarlo, tu subconsciente se acostumbrará a él, sumale mayor eficacia durmiendo de lado.

Por favor ten la precaución que la toalla o prenda u cualquier otra cosa que uses para éste fin esté 100% libre de residuos de jabones, detergentes y otros, no quieres tener químicos de ningún calibre en tu boca todas las noches, en la próxima edición de éste libro vendrá un video de como lo hago yo.

La Perdida De Peso

Es posible que comiences a perder peso, ésto es sano, se pierde líquido retenido por inflamación y también grasa acumulada, ambos efectos son positivos, nunca te debes dejar deshidratar, enfócate en la sección de hidratación, recuerda lo siguiente: debemos ser grandes y corpulentos de "MÚSCULO", más no de "GRASA CORPORAL ACUMULADA", el músculo se construye con ejercicios de fuerza, en adición, con el cambio de alimentos tu cuerpo quizás comience a buscar los alimentos tradicionales que siempre le has dado, tratará de decirte desesperadamente por medio de dolores de cabeza, fatiga, diarrea, estreñimiento, tristeza que se los devuelvas y te hará creer que no puedes vivir sin ellos, pero luego de un tiempo, "3 a 6 meses" funcionaras con turbo gracias a tu nuevo combustible, no te puedes dejar vencer por tu cerebro si en realidad quieres recuperar lo que has perdido, razón por la cual llegaste a éste libro digital.

Comida Extraña

Tus familiares, amigos o cercanos quizás te cuestionen si estás en alguna dieta o secta o yo que sé, se ha normalizado tanto comer mal, que cuando comienzas a comer correctamente se le dé algún nombre como "dieta", dejame decirte que ésto no es ninguna dieta o secta o religión, los alimentos que encuentres aquí tienen el común denominador que salieron de algún árbol, de un animal, de la tierra, del mar, de un río, del cielo e incluso de espacio exterior "el sol y la luna", por si no lo sabías, éstos dos últimos también son un alimento para nuestra biología original.

Para lidiar con las incómodas preguntas de alguna persona respecto a tu forma diferente de comer, mi recomendación para persuadirlos es decir de manera tranquila algo como: "Mi médico me restringe algunas cosas y debo cuidarme" sin fomentar mayor debate, cuando le tocas éste tema a alguna persona del común es probable que sea como hablar de religión o política, mejor estar tranquilo.

Pastillas Jarabes Inyecciones Cremas

Debes entender, que si por ejemplo, te duele la cabeza, lo que haría cualquier persona del común sería tomar una pastilla para tal, pero te pregunto, ¿no sería más correcto encontrar la razón que te llevó al dolor de cabeza y prevenirlo en el futuro? ¿Qué fue lo que te agredió y causó éste síntoma? ¿Quizás uno de los alimentos o bebidas "lobos disfrazados de oveja"? te aseguro que nuestro cuerpo estará perfectamente sano siempre que no se consuma algún alimento o bebida agresora, en la mayoría de casos creeme, no necesitamos medicamentos de ningún tipo, en su lugar debemos alimentarnos correctamente, no mencionaré una enorme lista de lo que "NO" se debe comer, a cambio, solo enfócate en comer lo que aquí está, sin excesos y con la precaución de sensibilidad a algún alimento consultando con tu médico, aquí no vas a comer nada raro o exótico, simplemente se trata de comida que siempre ha estado ahí pero nuestra atención está sesgada en una dirección diferente producto de nuestra cultura, amigos, familiares, hábitos etc.

Ir Con Un Mecánico

Escribi éste contenido, como resultado de haber encontrado en éste tipo de alimentación muchos beneficios para la salud, a nivel metabólico, mental, físico, sexual y todo en general, no dudaria ni un solo momento que si tienes una emergencia en donde estás sangrando o tuviste un accidente, debas ir con un "mecanico salvador", definitivamente ellos salvan vidas, pero en otros casos, basado en mi propia experiencia personal percibí lo que desde mi propio punto de vista titulé: "un perverso y retorcido negocio que pretende tenernos esclavos de medicamentos y otros servicios" y peor aún, los perjuicios y daños que generan algunas medicinas, cirugías que nunca fueron necesarias, canceres que nunca existieron y un sin número de otras situaciones en torno a ésto, y que éste ramo de la medicina, de una forma "legalmente delictiva" nunca nos mencionaran todos los efectos secundarios, perjuicios y desencadenantes no deseados, a corto, mediano y largo plazo, queremos decirte franca y directamente, "El tesoro más grande que tenemos para nuestra salud siempre serán los alimentos que aquí están por estar en el estado natural o más cercano a lo natural posible", es como reancestralizarnos de nuevo, creeme, no volveras a necesitar una dañina y toxica pastilla para un dolor de cabeza o lo que sea, ya que es muy probable que nada te vuelva a doler.

Enemigos Ocultos

De seguro, a nosotros mismos o a alguien cercano le han diagnosticado alguna cosa, permanente o transitoria, por dar algunos ejemplos: ansiedad, depresión, colón irritable, acné, disfunciones, gastritis, alergias, obesidad, cáncer, etc, etc, etc; nadie te dirá que el enemigo o lo que yo llamo "lobos disfrazados de oveja" ingresa a nuestro cuerpo y nos agrede a través de los alimentos o bebidas cotidianas principalmente o por medio de otros agentes externos que no logramos ver ya que nuestra atención está sesgada en otros quehaceres en la vida, estamos muy seguros que debemos estar muy atentos e incluso "obsesivos" a lo que decidimos que sean nuestros alimentos o bebidas día a día, nuestro cuerpo es un templo sagrado, no podemos poner dentro de él, o sobre el basura.

El Perímetro Seguro

Dado un análisis de sentido común realizado por el autor de éste contenido, quien definió lo que denominó perímetro seguro de alimentación para estar lo más a salvo posible de cualquier condición de salud leve como lo podría ser un dolor de cabeza, acné, alergias, sistema digestivo u otros hasta la prevención de daños orgánicos a largo plazo como cáncer, diabetes, hipertensión, enfermedades autoinmunes etc, dentro de éste perímetro alimentario seguro solo coexisten los siguientes grupos de alimentos:

- Proteinas animales
- Vegetales en gran cantidad
- Frutas moderadas y selectivas
- Agricultura moderada y selectiva

En éste perímetro alimentario seguro también debe existir la precaución y la moderación con las cantidades, frecuencia, los horarios y otros, podrías estar consumiendo la comida más sana y natural pero si cometes errores, tu cuerpo te lo puede cobrar, y creeme, los excesos se pagan caros.

142

Para los casos concretos como la diabetes y otras enfermedades auto inmunes, lamento informarte que si vas a iniciar un proceso para revertir dicha condición, al menos por 2 años el combustible a usar debe ser solo proteínas animales con sus propias pieles y grasas y vegetales en gran cantidad de manera estricta, allí no existe ni la fruta, luego de éste periodo es posible re incorporar algunas frutas de manera precavida y mesurada, pero mientras tanto, recuerda, "solo proteínas y vegetales" sin olvidar la hidratación.

CAPÍTULO 9

Manos a la obra

Día 1

Beber 4 vasos de agua con 1/2 cucharadita de sal cada uno "en ayunas"

Aprende a conocerte a tí mismo(a), si sientes que deseas otro vaso de agua con sal, tómalo

Si sientes que es mucho líquido, detente y lo dejas para luego

Primera Carga De Combustible Del Día

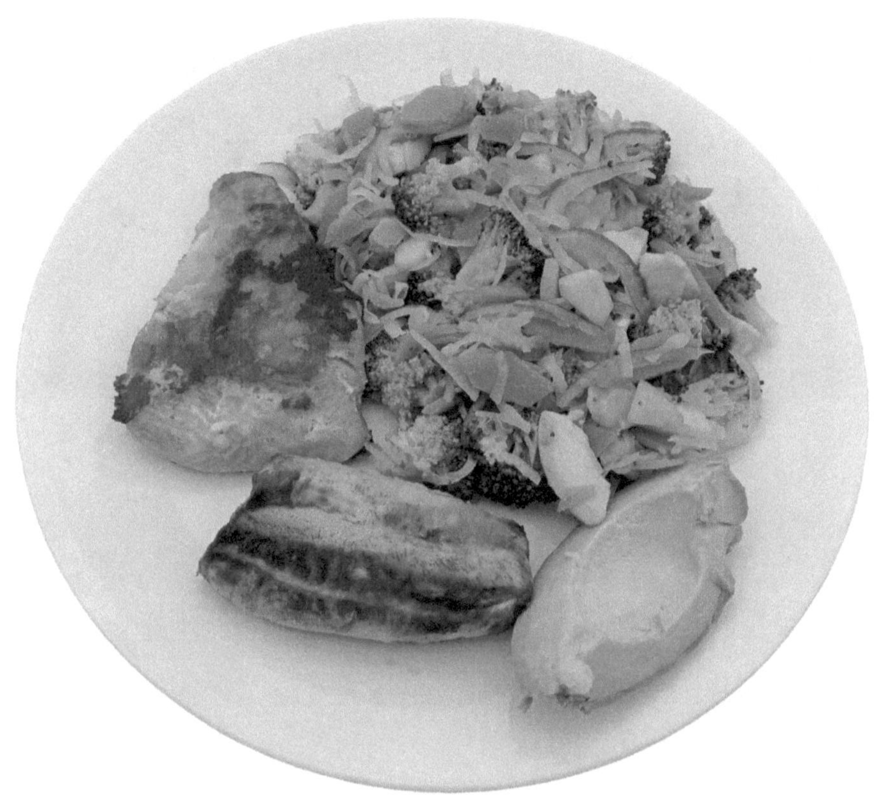

¿A qué hora debo comer ésta primera comida?

A la hora que sientas un hambre fisiológica real, que no se trate de un antojo.

Espera que pase bastante tiempo luego de los vasos de agua al levantarnos.

Siempre debes comer dentro de la luz solar de un día salvo alguna ocasión esporádica especial.

Ésta Primera carga de combustible del día debe ser siempre la más contundente.

Lo que hay en éste plato

Proteínas: Salmón 400 gramos con piel

Vegetales: porción gigante brócoli, zanahoria, cebolla, pepino

Frutas: Aguacate, porción muy pequeña de plátano

Tuberculos: ausentes

Legumbres y granos: ausentes

Cereales u otros: ausentes

Nueces y semillas: ausentes

Cómo preparar ésta comida

Salmón cocinado en agua o freído con su

propia grasa

Vegetales al vapor, aguacate crudo y plátano hervido en agua

Instrucciones para comer

Inicia a comer las proteínas exclusivamente si las hay y acabatelas.

Luego continuas y termina con el resto.

No tomes ningún líquido en éste momento, debes esperar al menos 1 hora para beber alguno de los líquidos permitidos aquí.

¿Quedaste con hambre en ésta
primera comida?

Puedes complementar solamente con más de la

misma proteína.

Come para quedar satisfecho mas "NO" para quedar exagerada o grotescamente lleno.

¿Sientes que te llenaste y no has terminado?

Detente, deja para la próxima comida el resto.

Come para quedar satisfecho mas "NO" para quedar exagerada o grotescamente lleno.

Espacio de tiempo trás primera comida de un día

Puedes tomar agua con limón al gusto.

Puedes tomar café negro solito de grano o capuchinera, evita los de greca, el café lo tomas sin adicionarle ningún tipo de leche o endulzante, trata de tomar café máximo hasta las 3:00 pm

Espera mínimo 1 hora para beber cualquiera de

éstos líquidos tras la primera comida de un día.

149

Segunda Carga De Combustible Del Día

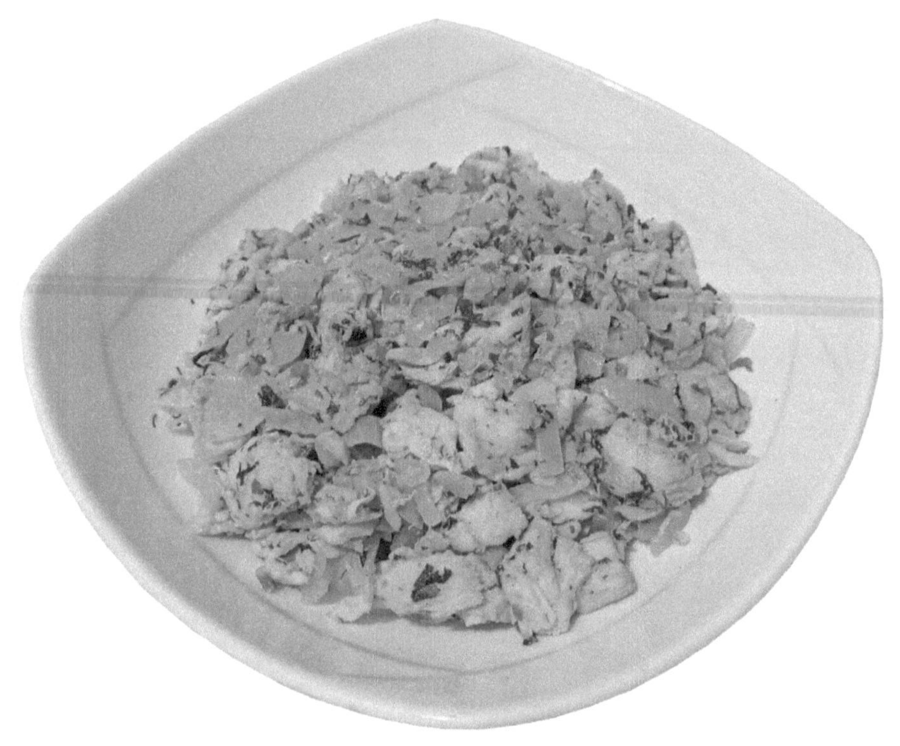

Lo que hay en éste plato

Proteínas: pechuga de pollo con piel 300 gramos, queso 100 gramos

Vegetales: cebolla, cilantro en gran cantidad, ajo

Frutas: ausentes

Tuberculos: ausentes

Legumbres y granos: ausentes

Cereales u otros: ausentes

Nueces y semillas: ausentes

Cómo preparar ésta comida

se fusiona todo al mismo tiempo y se puede freír en su propia grasa

Instrucciones para comer

Inicia a comer las proteínas exclusivamente si las hay y acabatelas.

Luego continuas y termina con el resto.

No tomes ningún líquido en éste momento, debes esperar al menos 1 hora para beber alguno de los líquidos permitidos aquí.

¿A qué hora comer la segunda comida?

A la hora que sientas un hambre fisiológica real, que no se trate de un antojo.

Si no sientes hambre, no comas, es un mensaje de tu cuerpo, aprende a conocerte.

Siempre debes comer dentro de la luz solar de un día salvo alguna ocasión esporádica especial.

¿Quedaste con hambre en ésta
segunda comida?

Puedes complementar solamente con más de la misma proteína.

Come para quedar satisfecho mas "NO" para quedar exagerada o grotescamente lleno.

Es sano ir a la cama no tan lleno o incluso con algo de hambre.

¿Sientes que te llenaste y no has terminado?

Detente, deja para la próxima comida el resto.

Come para quedar satisfecho mas "NO" para quedar exagerada o grotescamente lleno.

Líquidos permitidos durante el día

- Agua sola
- Agua sola con gas
- Agua con vinagre de sidra de manzana natural
- Agua con vinagre de sidra de manzana natural con limón
- Vaso con agua con 1/2 cucharadita de

sal cada uno
- Café negro de grano, sin leches de ningún tipo, sin endulzantes de ningún tipo, procura máximo hasta las 3:00 pm
- Agua de coco de un coco real

Aderezos y especias permitidos para las comidas

- Limón
- Sal
- Cilantro
- Ajo
- Tomillo
- Laurel
- Albahaca
- Finas hierbas
- Comino
- Curcuma
- Pimienta
- Romero

Aceites y grasas permitidos si quieres freír

- En el caso de la mayoría de las proteínas, ponlas a freír en seco, normalmente ellas tienen su propia grasa

- Aceite de coco

- Mantequilla 100% de vaca, "Ojo, no compres margarina que la tratan de vender como mantequilla", investiga bien, lee bien

- Manteca 100% de cerdo

Si decides freír, nunca dejes humear, carbonizar o alquitranizar ninguna preparación, usa fuego bajo.

Usa sartenes que no se peguen.

Aderezos para vegetales permitidos

- Aceite de oliva extra virgen, se aplica frío, nunca se debe usar para freír

- Limón

- Sal
- Vinagre blanco
- Vinagre de sidra de manzana

No comas entre comidas

Aliméntate bien en las 2 comidas, evita estimular tu organismo fuera de las 2 comidas contundentes.

Toma los líquidos permitidos entre comidas si sientes que los necesitas.

Aliméntate solo dentro de la franja de luz solar del día.

La Primera carga de combustible del día debe ser la más contundente.

La segunda y última comida es un poco más suave.

Quizás antes de que se oculte el sol, toma una

aromática solamente.

¿Por alguna ocasión especial debes comer de noche? hazlo tranquilo, pero evítalo en el día a día, siempre ve tras las proteínas de origen animal, pon el ojo en ellas siempre antes que nada.

Día 2

Beber 4 vasos de agua con 1/2 cucharadita de sal cada uno "en ayunas"

Aprende a conocerte a tí mismo(a), si sientes que deseas otro vaso de agua con sal, tómalo

Si sientes que es mucho líquido, detente y lo dejas para luego

Primera Carga De Combustible Del Día

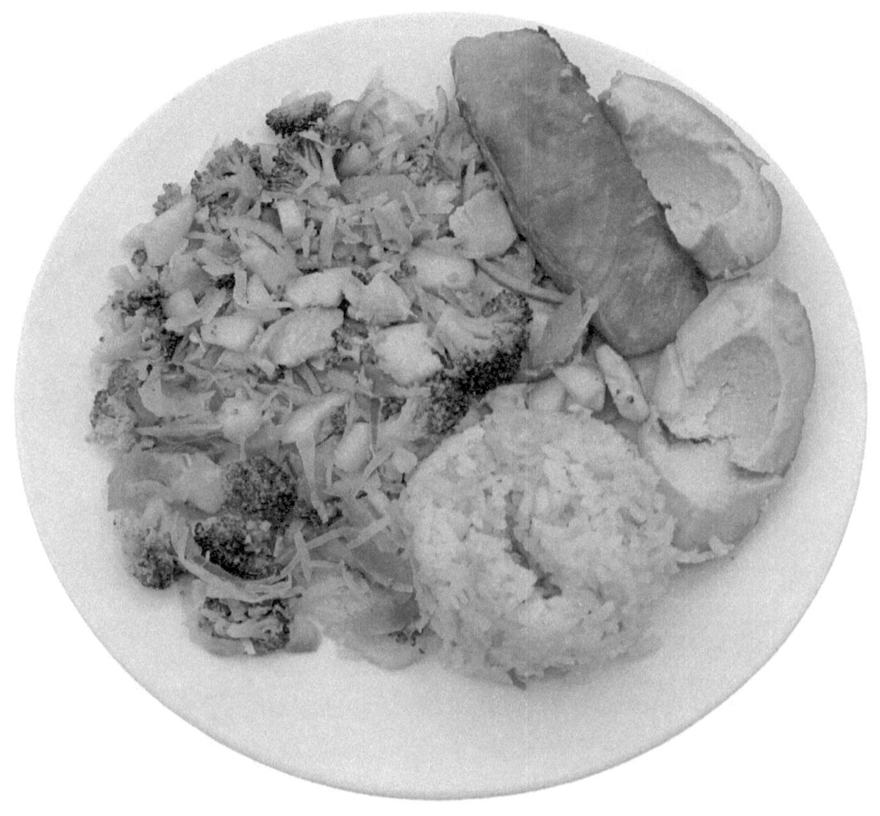

¿A qué hora debo comer ésta primera comida?

A la hora que sientas un hambre fisiológica real, que no se trate de un antojo.

Espera que pase bastante tiempo luego de los vasos de agua al levantarnos.

Siempre debes comer dentro de la luz solar de un día salvo alguna ocasión esporádica especial.

Ésta Primera carga de combustible del día debe ser siempre la más contundente.

Lo que hay en éste plato

Proteínas: Salmón 400 gramos con piel

Vegetales: porción gigante brócoli, zanahoria, cebolla, pepino

Frutas: Aguacate

Tuberculos: ausentes

Legumbres y granos: ausentes

Cereales u otros: arroz integral porción muy pequeña

Nueces y semillas: ausentes

Cómo preparar ésta comida

Salmón hervido en agua o freído en su propia

grasa

Vegetales hervidos en agua o al vapor, aguacate crudo

Arroz en agua

Instrucciones para comer

Inicia a comer las proteínas exclusivamente si las hay y acabatelas.

Luego continuas y termina con el resto.

No tomes ningún líquido en éste momento, debes esperar al menos 1 hora para beber alguno de los líquidos permitidos aquí.

¿Quedaste con hambre en ésta
primera comida?

Puedes complementar solamente con más de la

misma proteína.

Come para quedar satisfecho mas "NO" para quedar exagerada o grotescamente lleno.

¿Sientes que te llenaste y no has terminado?

Detente, deja para la próxima comida el resto.

Come para quedar satisfecho mas "NO" para quedar exagerada o grotescamente lleno.

Espacio de tiempo trás primera
comida de un día

Puedes tomar agua con limón al gusto.

Puedes tomar café negro solito de grano o capuchinera, evita los de greca, el café lo tomas sin adicionarle ningún tipo de leche o endulzante, trata de tomar café máximo hasta las 3:00 pm

Espera mínimo 1 hora para beber cualquiera de éstos líquidos tras la primera comida de un día.

Segunda Carga De Combustible Del Día

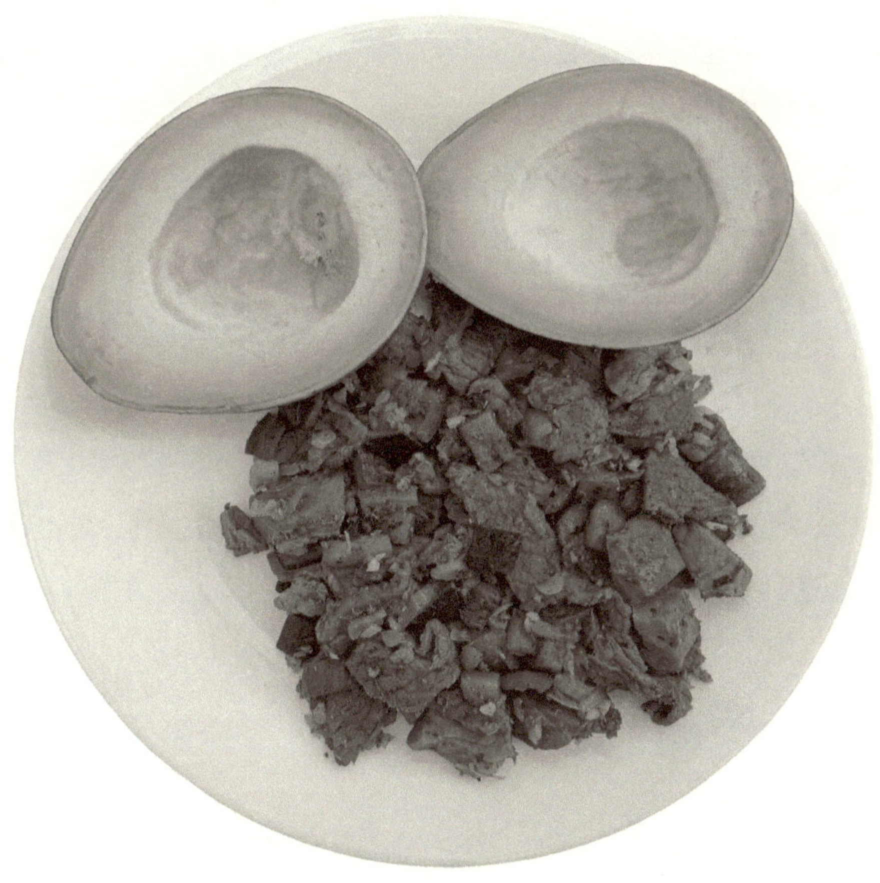

Lo que hay en éste plato

Proteínas: corte graso de carne de res 200 gramos y corte graso de carne de cerdo 200 gramos ambos cortados en cuadros

Vegetales: pepino cebolla, cilantro en gran cantidad, ajo

Frutas: aguacate grande

Tuberculos: ausentes

Legumbres y granos: ausentes

Cereales u otros: ausentes

Nueces y semillas: ausentes

Cómo preparar ésta comida

Todo en una sola fusión al mismo tiempo, freidas en su propia grasa

Aguacate crudo

Instrucciones para comer

Inicia a comer las proteínas exclusivamente si las hay y acabatelas.

Luego continuas y termina con el resto.

No tomes ningún líquido en éste momento, debes esperar al menos 1 hora para beber alguno de los líquidos permitidos aquí.

¿A qué hora comer la segunda comida?

A la hora que sientas un hambre fisiológica real, que no se trate de un antojo.

Si no sientes hambre, no comas, es un mensaje de tu cuerpo, aprende a conocerte.

Siempre debes comer dentro de la luz solar de un día salvo alguna ocasión esporádica especial.

¿Quedaste con hambre en ésta
segunda comida?

Puedes complementar solamente con más de la misma proteína.

Come para quedar satisfecho mas "NO" para quedar exagerada o grotescamente lleno.

Es sano ir a la cama no tan lleno o incluso con algo de hambre.

¿Sientes que te llenaste y no has terminado?

Detente, deja para la próxima comida el resto.

Come para quedar satisfecho mas "NO" para quedar exagerada o grotescamente lleno.

Líquidos permitidos durante el día

- Agua sola
- Agua sola con gas
- Agua con vinagre de sidra de manzana natural
- Agua con vinagre de sidra de manzana natural con limón
- Vaso con agua con 1/2 cucharadita de sal cada uno
- Café negro de grano, sin leches de ningún tipo, sin endulzantes de ningún tipo, procura máximo hasta las 3:00 pm
- Agua de coco de un coco real

Aderezos y especias permitidos para las comidas

- Limón
- Sal
- Cilantro
- Ajo

- Tomillo
- Laurel
- Albahaca
- Finas hierbas
- Comino
- Curcuma
- Pimienta
- Romero

Aceites y grasas permitidos si quieres freír

- En el caso de la mayoría de las proteínas, ponlas a freír en seco, normalmente ellas tienen su propia grasa
- Aceite de coco
- Mantequilla 100% de vaca, "Ojo, no compres margarina que la tratan de vender como mantequilla", investiga bien, lee bien
- Manteca 100% de cerdo

Si decides freír, nunca dejes humear,

carbonizar o alquitranizar ninguna preparación, usa fuego bajo.

Usa sartenes que no se peguen.

Aderezos para vegetales permitidos

- Aceite de oliva extra virgen, se aplica frío, nunca se debe usar para freír
- Limón
- Sal
- Vinagre blanco
- Vinagre de sidra de manzana

No comas entre comidas

Aliméntate bien en las 2 comidas, evita estimular tu organismo fuera de las 2 comidas contundentes.

Toma los líquidos permitidos entre comidas si sientes que los necesitas.

Aliméntate solo dentro de la franja de luz solar del día.

La Primera carga de combustible del día debe ser la más contundente.

La segunda y última comida es un poco más suave.

Quizás antes de que se oculte el sol, toma una aromática solamente.

¿Por alguna ocasión especial debes comer de noche? hazlo tranquilo, pero evítalo en el día a día, siempre ve tras las proteínas de origen animal, pon el ojo en ellas siempre antes que nada.

Día 3

Beber 4 vasos de agua con 1/2 cucharadita de sal cada uno "en ayunas"

Aprende a conocerte a tí mismo(a), si sientes que deseas otro vaso de agua con sal, tómalo

Si sientes que es mucho líquido, detente y lo dejas para luego

Primera Carga De Combustible Del Día

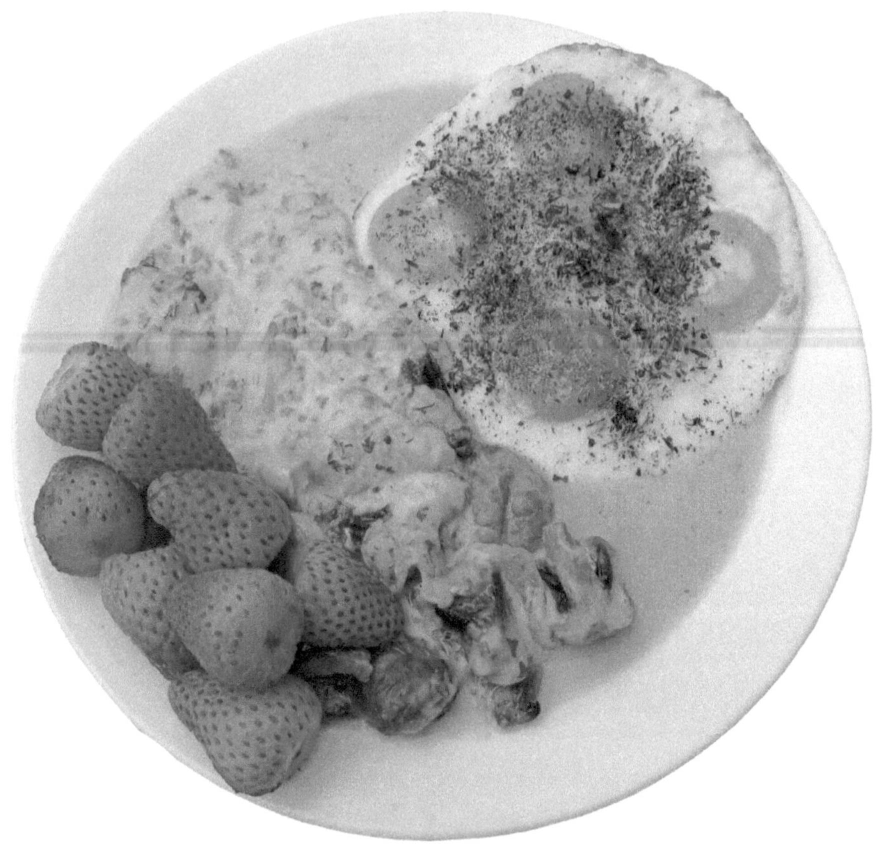

¿A qué hora debo comer ésta primera comida?

A la hora que sientas un hambre fisiológica real, que no se trate de un antojo.

Espera que pase bastante tiempo luego de los vasos de agua al levantarnos.

Siempre debes comer dentro de la luz solar

de un día salvo alguna ocasión esporádica especial.

Ésta Primera carga de combustible del día debe ser siempre la más contundente.

Lo que hay en éste plato

Proteínas: Huevos hasta 4 y queso 200 gramos
Vegetales: ausentes
Frutas: fresas máximo 8 unidades
Tuberculos: ausentes
Legumbres y granos: ausentes
Cereales u otros: champiñones
Nueces y semillas: ausentes

Cómo preparar ésta comida

Huevos freidos con alguna de las grasas permitidas aquí mencionadas, queso y champiñones freidos en la misma grasa del queso

Fresas crudas

Instrucciones para comer

Inicia a comer las proteínas exclusivamente si las hay y acabatelas.

Luego continuas y termina con el resto.

No tomes ningún líquido en éste momento, debes esperar al menos 1 hora para beber alguno de los líquidos permitidos aquí.

¿Quedaste con hambre en ésta primera comida?

Puedes complementar solamente con más de la misma proteína.

Come para quedar satisfecho mas "NO" para quedar exagerada o grotescamente lleno.

¿Sientes que te llenaste y no has terminado?

Detente, deja para la próxima comida el resto.

Come para quedar satisfecho mas "NO" para quedar exagerada o grotescamente lleno.

Espacio de tiempo trás primera
comida de un día

Puedes tomar agua con limón al gusto.

Puedes tomar café negro solito de grano o capuchinera, evita los de greca, el café lo tomas sin adicionarle ningún tipo de leche o endulzante, trata de tomar café máximo hasta las 3:00 pm

Espera mínimo 1 hora para beber cualquiera de éstos líquidos tras la primera comida de un día.

Segunda Carga De Combustible Del Día

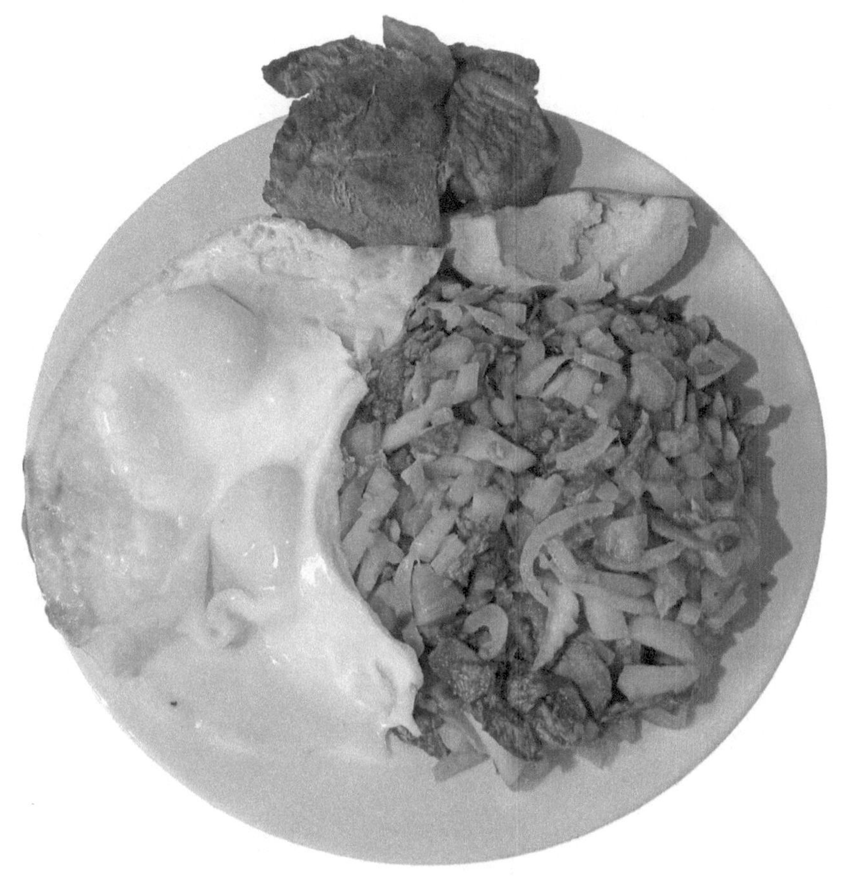

Lo que hay en éste plato

Proteínas: corte graso carne de cerdo 200 gramos y huevos

Vegetales: porción gigante mix apio, berenjena, zanahoria, pepino, lechuga

Frutas: aguacate

Tuberculos: ausentes

Legumbres y granos: ausentes

Cereales u otros: ausentes

Nueces y semillas: ausentes

Cómo preparar ésta comida

Carne de cerdo hervida o freida en su propia grasa, huevos freidos con alguna de las grasas permitidas

Vegetales al vapor, aguacate crudo

Instrucciones para comer

Inicia a comer las proteínas exclusivamente si las hay y acabatelas.

Luego continuas y termina con el resto.

No tomes ningún líquido en éste momento, debes esperar al menos 1 hora para beber alguno de los líquidos permitidos aquí.

¿A qué hora comer la segunda comida?

A la hora que sientas un hambre fisiológica real, que no se trate de un antojo.

Si no sientes hambre, no comas, es un mensaje de tu cuerpo, aprende a conocerte.

Siempre debes comer dentro de la luz solar de un día salvo alguna ocasión esporádica especial.

¿Quedaste con hambre en ésta
segunda comida?

Puedes complementar solamente con más de la misma proteína.

Come para quedar satisfecho mas "NO" para quedar exagerada o grotescamente lleno.

Es sano ir a la cama no tan lleno o incluso con algo de hambre.

¿Sientes que te llenaste y no has terminado?

Detente, deja para la próxima comida el resto.

Come para quedar satisfecho mas "NO" para quedar exagerada o grotescamente lleno.

Líquidos permitidos durante el día

- Agua sola
- Agua sola con gas
- Agua con vinagre de sidra de manzana natural
- Agua con vinagre de sidra de manzana natural con limón
- Vaso con agua con 1/2 cucharadita de sal cada uno
- Café negro de grano, sin leches de ningún tipo, sin endulzantes de ningún tipo, procura máximo hasta las 3:00 pm
- Agua de coco de un coco real

Aderezos y especias permitidos para las comidas

- Limón
- Sal
- Cilantro
- Ajo
- Tomillo
- Laurel
- Albahaca
- Finas hierbas
- Comino
- Curcuma
- Pimienta
- Romero

Aceites y grasas permitidos si quieres freír

- En el caso de la mayoría de las proteínas, ponlas a freír en seco, normalmente ellas tienen su propia grasa
- Aceite de coco

- Mantequilla 100% de vaca, "Ojo, no compres margarina que la tratan de vender como mantequilla", investiga bien, lee bien
- Manteca 100% de cerdo

Si decides freír, nunca dejes humear, carbonizar o alquitranizar ninguna preparación, usa fuego bajo.

Usa sartenes que no se peguen.

Aderezos para vegetales permitidos

- Aceite de oliva extra virgen, se aplica frío, nunca se debe usar para freír
- Limón
- Sal
- Vinagre blanco
- Vinagre de sidra de manzana

No comas entre comidas

Aliméntate bien en las 2 comidas, evita estimular tu organismo fuera de las 2 comidas contundentes.

Toma los líquidos permitidos entre comidas si sientes que los necesitas.

Aliméntate solo dentro de la franja de luz solar del día.

La Primera carga de combustible del día debe ser la más contundente.

La segunda y última comida es un poco más suave.

Quizás antes de que se oculte el sol, toma una aromática solamente.

¿Por alguna ocasión especial debes comer de noche? hazlo tranquilo, pero evítalo en el día

a día, siempre ve tras las proteínas de origen animal, pon el ojo en ellas siempre antes que nada.

Día 4

Beber 4 vasos de agua con 1/2 cucharadita de sal cada uno "en ayunas"

Aprende a conocerte a tí mismo(a), si sientes que deseas otro vaso de agua con sal, tómalo

Si sientes que es mucho líquido, detente y lo dejas para luego

Primera Carga De Combustible Del Día

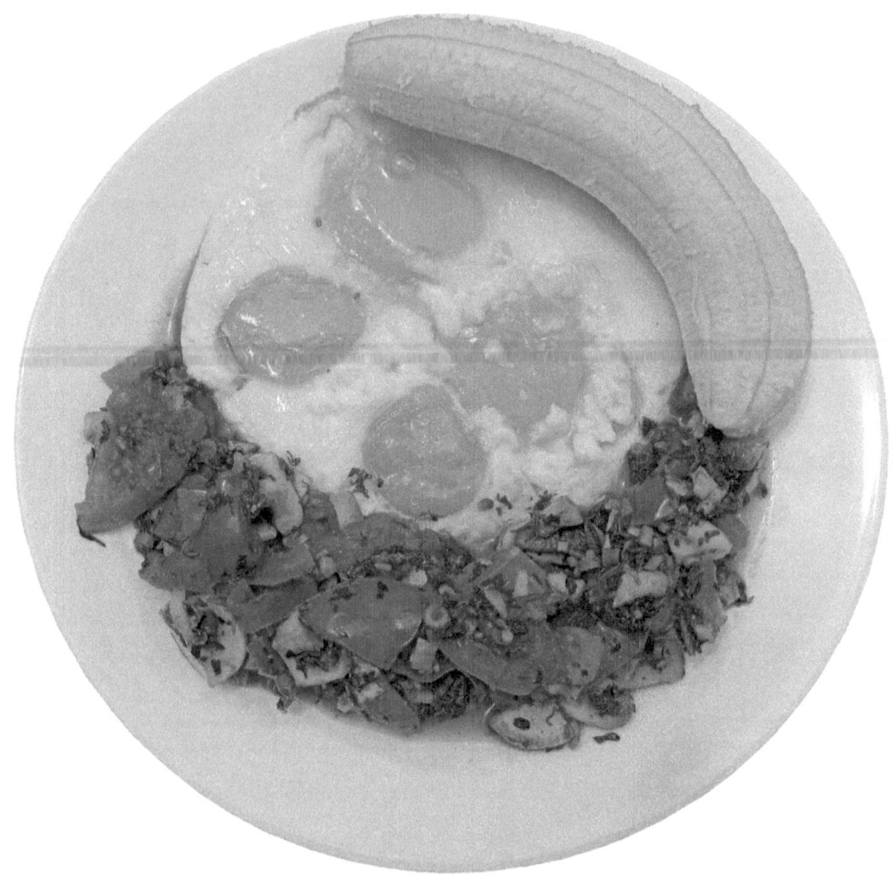

¿A qué hora debo comer ésta primera comida?

A la hora que sientas un hambre fisiológica real, que no se trate de un antojo.

Espera que pase bastante tiempo luego de los vasos de agua al levantarnos.

Siempre debes comer dentro de la luz solar de un día salvo alguna ocasión esporádica especial.

Ésta Primera carga de combustible del día debe ser siempre la más contundente.

Lo que hay en éste plato

Proteínas: Huevos hasta 4
Vegetales: cilantro en gran cantidad
Frutas: 1 banano, tomate
Tuberculos: ausentes
Legumbres y granos: ausentes
Cereales u otros: champiñones
Nueces y semillas: ausentes

Cómo preparar ésta comida

Huevos freidos con las grasas permitidas, tomate con champiñones y cilantro freidos con las grasas permitidas

Banano crudo

Instrucciones para comer

Inicia a comer las proteínas exclusivamente si las hay y acabatelas.

Luego continuas y termina con el resto.

No tomes ningún líquido en éste momento, debes esperar al menos 1 hora para beber alguno de los líquidos permitidos aquí.

¿Quedaste con hambre en ésta
primera comida?

Puedes complementar solamente con más de la misma proteína.

Come para quedar satisfecho mas "NO" para quedar exagerada o grotescamente lleno.

¿Sientes que te llenaste y no has terminado?

Detente, deja para la próxima comida el resto.

Come para quedar satisfecho mas "NO" para quedar exagerada o grotescamente lleno.

Espacio de tiempo trás primera
comida de un día

Puedes tomar agua con limón al gusto.

Puedes tomar café negro solito de grano o capuchinera, evita los de greca, el café lo tomas sin adicionarle ningún tipo de leche o endulzante, trata de tomar café máximo hasta las 3:00 pm

Espera mínimo 1 hora para beber cualquiera de éstos líquidos tras la primera comida de un día.

Segunda Carga De Combustible Del Día

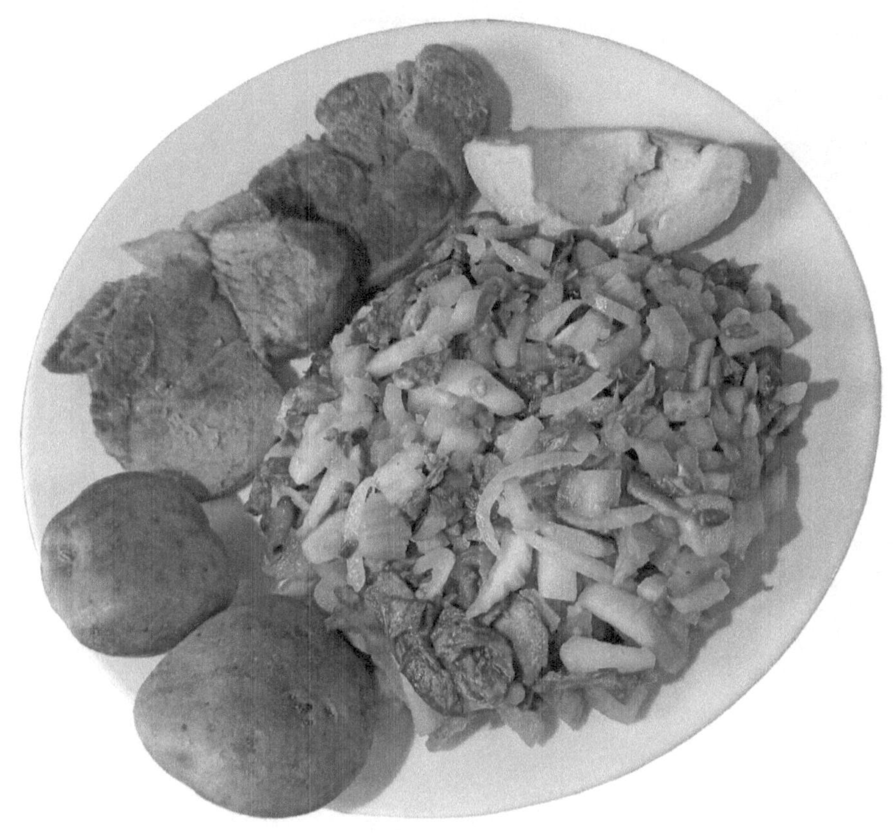

Lo que hay en éste plato

Proteínas: corte graso carne de cerdo 300 gramos

Vegetales: porción gigante fusión apio, pepino, cebolla, zanahoria, lechuga, berenjena

Frutas: aguacate

Tubérculos: máximo 2 papas

Legumbres y granos: ausentes
Cereales u otros: ausentes
Nueces y semillas: ausentes

Cómo preparar ésta comida

Carne de cerdo hervida en agua o freida en su propia grasa, papas hervidas en agua

Vegetales al vapor, aguacate crudo

Instrucciones para comer

Inicia a comer las proteínas exclusivamente si las hay y acabatelas.

Luego continuas y termina con el resto.

No tomes ningún líquido en éste momento, debes esperar al menos 1 hora para beber alguno de los líquidos permitidos aquí.

¿A qué hora comer la segunda comida?

A la hora que sientas un hambre fisiológica real, que no se trate de un antojo.

Si no sientes hambre, no comas, es un mensaje de tu cuerpo, aprende a conocerte.

Siempre debes comer dentro de la luz solar de un día salvo alguna ocasión esporádica especial.

¿Quedaste con hambre en ésta segunda comida?

Puedes complementar solamente con más de la misma proteína.

Come para quedar satisfecho mas "NO" para quedar exagerada o grotescamente lleno.

Es sano ir a la cama no tan lleno o incluso con algo de hambre.

¿Sientes que te llenaste y no has terminado?

Detente, deja para la próxima comida el resto.

Come para quedar satisfecho mas "NO" para quedar exagerada o grotescamente lleno.

Líquidos permitidos durante el día

- Agua sola
- Agua sola con gas
- Agua con vinagre de sidra de manzana natural
- Agua con vinagre de sidra de manzana natural con limón
- Vaso con agua con 1/2 cucharadita de sal cada uno
- Café negro de grano, sin leches de ningún tipo, sin endulzantes de ningún tipo, procura máximo hasta las 3:00 pm
- Agua de coco de un coco real

Aderezos y especias permitidos para las comidas

- Limón
- Sal
- Cilantro
- Ajo
- Tomillo
- Laurel
- Albahaca
- Finas hierbas
- Comino
- Curcuma
- Pimienta
- Romero

Aceites y grasas permitidos si quieres freír

- En el caso de la mayoría de las proteínas, ponlas a freír en seco, normalmente ellas tienen su propia grasa
- Aceite de coco

- Mantequilla 100% de vaca, "Ojo, no compres margarina que la tratan de vender como mantequilla", investiga bien, lee bien
- Manteca 100% de cerdo

Si decides freír, nunca dejes humear, carbonizar o alquitranizar ninguna preparación, usa fuego bajo.

Usa sartenes que no se peguen.

Aderezos para vegetales permitidos

Aceite de oliva extra virgen, se aplica frío, nunca se debe usar para freír

- Limón
- Sal
- Vinagre blanco
- Vinagre de sidra de manzana

No comas entre comidas

Aliméntate bien en las 2 comidas, evita estimular tu organismo fuera de las 2 comidas contundentes.

Toma los líquidos permitidos entre comidas si sientes que los necesitas.

Aliméntate solo dentro de la franja de luz solar del día.

La Primera carga de combustible del día debe ser la más contundente.

La segunda y última comida es un poco más suave.

Quizás antes de que se oculte el sol, toma una aromática solamente.

¿Por alguna ocasión especial debes comer de noche? hazlo tranquilo, pero evítalo en el día

a día, siempre ve tras las proteínas de origen animal, pon el ojo en ellas siempre antes que nada.

Día 5

Beber 4 vasos de agua con 1/2 cucharadita de sal cada uno "en ayunas"

Aprende a conocerte a tí mismo(a), si sientes que deseas otro vaso de agua con sal, tómalo

Si sientes que es mucho líquido, detente y lo dejas para luego

Primera Carga De Combustible Del Día

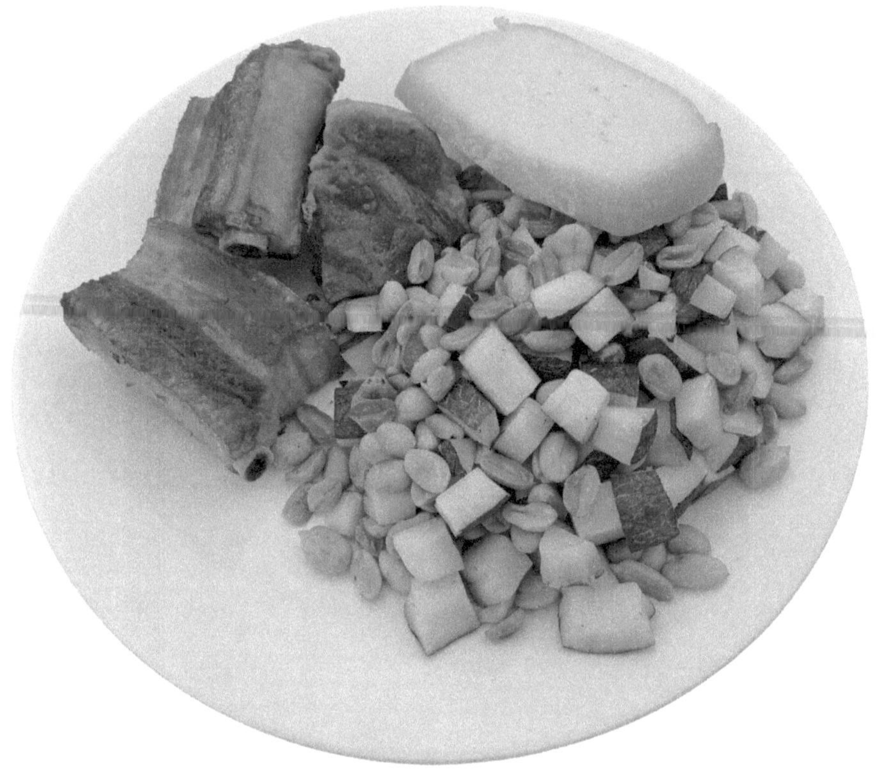

¿A qué hora debo comer ésta primera comida?

A la hora que sientas un hambre fisiológica real, que no se trate de un antojo.

Espera que pase bastante tiempo luego de los vasos de agua al levantarnos.

Siempre debes comer dentro de la luz solar de un día salvo alguna ocasión esporádica especial.

Ésta Primera carga de combustible del día debe ser siempre la más contundente.

Lo que hay en éste plato

Proteínas: Costilla de cerdo 200 gramos, queso 200 gramos

Vegetales: ausentes

Frutas: coco en cuadros

Tuberculos: ausentes

Legumbres y granos: maní crudo "alerta si eres alérgico"

Cereales u otros: ausentes

Nueces y semillas: ausentes

Cómo preparar ésta comida

Costilla de cerdo hervida en agua o freida solo

en su propia grasa, el queso crudo

tostar en la misma fusión levemente el maní con el coco

Instrucciones para comer

Inicia a comer las proteínas exclusivamente si las hay y acabatelas.

Luego continuas y termina con el resto.

No tomes ningún líquido en éste momento, debes esperar al menos 1 hora para beber alguno de los líquidos permitidos aquí.

¿Quedaste con hambre en ésta primera comida?

Puedes complementar solamente con más de la misma proteína.

Come para quedar satisfecho mas "NO" para quedar exagerada o grotescamente lleno.

¿Sientes que te llenaste y no has terminado?

Detente, deja para la próxima comida el resto.

Come para quedar satisfecho mas "NO" para quedar exagerada o grotescamente lleno.

Espacio de tiempo trás primera
comida de un día

Puedes tomar agua con limón al gusto.

Puedes tomar café negro solito de grano o capuchinera, evita los de greca, el café lo tomas sin adicionarle ningún tipo de leche o endulzante, trata de tomar café máximo hasta las 3:00 pm

Espera mínimo 1 hora para beber cualquiera de éstos líquidos tras la primera comida de un día.

Segunda Carga De Combustible Del Día

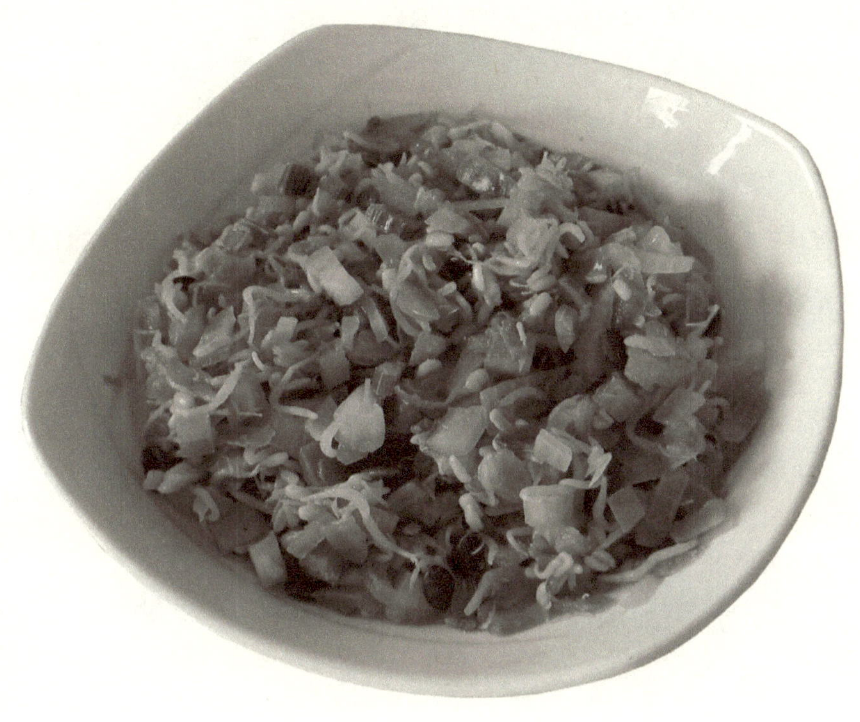

Lo que hay en éste plato

Proteinas: ausentes

Vegetales: porción gigante fusión apio, pepino, raíces, cebolla

Frutas: ausentes

Tuberculos: ausentes

Legumbres y granos: ausentes

Cereales u otros: ausentes

Nueces y semillas: ausentes

Cómo preparar ésta comida

1 sola fusión de todo levemente freído con las grasas permitidas

Instrucciones para comer

Inicia a comer las proteínas exclusivamente si las hay y acabatelas.

Luego continuas y termina con el resto.

No tomes ningún líquido en éste momento, debes esperar al menos 1 hora para beber alguno de los líquidos permitidos aquí.

¿A qué hora comer la segunda comida?

A la hora que sientas un hambre fisiológica real, que no se trate de un antojo.

Si no sientes hambre, no comas, es un mensaje de tu cuerpo, aprende a conocerte.

Siempre debes comer dentro de la luz solar de un día salvo alguna ocasión esporádica especial.

¿Quedaste con hambre en ésta segunda comida?

Puedes complementar solamente con más de la misma proteína.

Come para quedar satisfecho mas "NO" para quedar exagerada o grotescamente lleno.

Es sano ir a la cama no tan lleno o incluso con algo de hambre.

¿Sientes que te llenaste y no has terminado?

Detente, deja para la próxima comida el resto.

Come para quedar satisfecho mas "NO" para quedar exagerada o grotescamente lleno.

Líquidos permitidos durante el día

- Agua sola
- Agua sola con gas
- Agua con vinagre de sidra de manzana natural
- Agua con vinagre de sidra de manzana natural con limón
- Vaso con agua con 1/2 cucharadita de sal cada uno
- Café negro de grano, sin leches de ningún tipo, sin endulzantes de ningún tipo, procura máximo hasta las 3:00 pm
- Agua de coco de un coco real

Aderezos y especias permitidos
para las comidas

- Limón
- Sal
- Cilantro
- Ajo
- Tomillo
- Laurel
- Albahaca
- Finas hierbas
- Comino
- Curcuma
- Pimienta
- Romero

Aceites y grasas permitidos si quieres freír

- En el caso de la mayoría de las proteínas, ponlas a freír en seco, normalmente ellas tienen su propia grasa
- Aceite de coco
- Mantequilla 100% de vaca, "Ojo, no compres margarina que la tratan

de vender como mantequilla", investiga bien, lee bien

- Manteca 100% de cerdo

Si decides freír, nunca dejes humear, carbonizar o alquitranizar ninguna preparación, usa fuego bajo.

Usa sartenes que no se peguen.

Aderezos para vegetales permitidos

- Aceite de oliva extra virgen, se aplica frio, nunca se debe usar para freír
- Limón
- Sal
- Vinagre blanco
- Vinagre de sidra de manzana

No comas entre comidas

Aliméntate bien en las 2 comidas, evita estimular tu organismo fuera de las 2 comidas contundentes.

Toma los líquidos permitidos entre comidas si sientes que los necesitas.

Aliméntate solo dentro de la franja de luz solar del día.

La Primera carga de combustible del día debe ser la más contundente.

La segunda y última comida es un poco más suave.

Quizás antes de que se oculte el sol, toma una aromática solamente.

¿Por alguna ocasión especial debes comer de noche? hazlo tranquilo, pero evítalo en el día a día, siempre ve tras las proteínas de origen animal, pon el ojo en ellas siempre antes que nada.

Día 6

Beber 4 vasos de agua con 1/2 cucharadita de sal cada uno "en ayunas"

Aprende a conocerte a tí mismo(a), si sientes que deseas otro vaso de agua con sal, tómalo

Si sientes que es mucho líquido, detente y lo dejas para luego

Primera Carga De Combustible Del Día

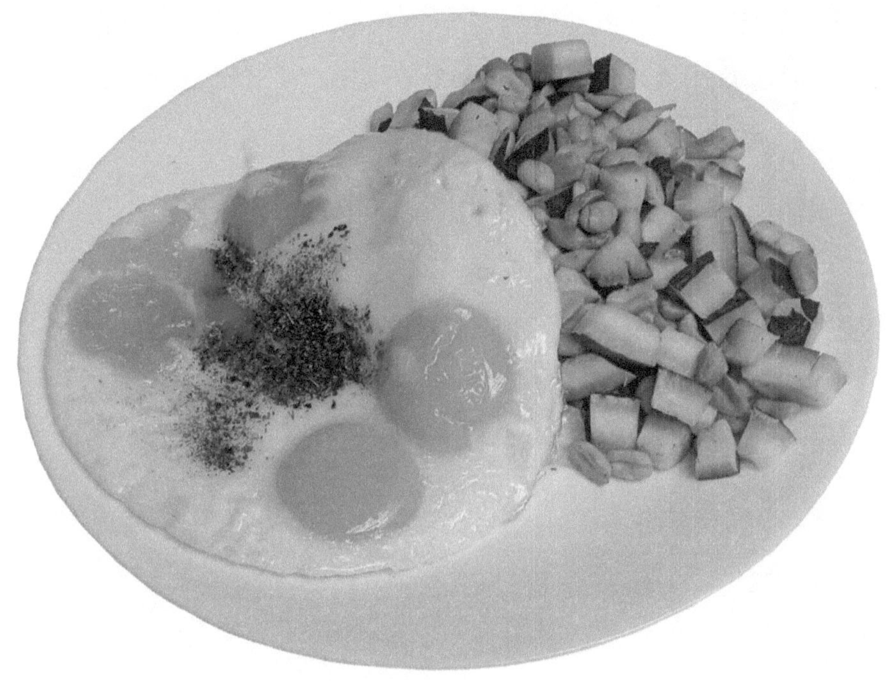

¿A qué hora debo comer ésta primera·comida?

A la hora que sientas un hambre fisiológica real, que no se trate de un antojo.

Espera que pase bastante tiempo luego de los vasos de agua al levantarnos.

Siempre debes comer dentro de la luz solar de un día salvo alguna ocasión esporádica especial.

Ésta Primera carga de combustible del día debe ser siempre la más contundente.

Lo que hay en éste plato

Proteínas: Huevo hasta 4

Vegetales: ausentes

Frutas: coco en cuadros

Tuberculos: ausentes

Legumbres y granos: maní crudo "alerta si eres alérgico"

Cereales u otros: ausentes

Nueces y semillas: ausentes

Cómo preparar ésta comida

Huevos freidos con las grasas permitidas

tostar en la misma fusión levemente el maní con el coco

Instrucciones para comer

Inicia a comer las proteínas exclusivamente si las hay y acabatelas.

Luego continuas y termina con el resto.

No tomes ningún líquido en éste momento, debes esperar al menos 1 hora para beber alguno de los líquidos permitidos aquí.

¿Quedaste con hambre en ésta
primera comida?

Puedes complementar solamente con más de la misma proteína.

Come para quedar satisfecho mas "NO" para

quedar exagerada o grotescamente lleno.

¿Sientes que te llenaste y no has terminado?

Detente, deja para la próxima comida el resto.

Come para quedar satisfecho mas "NO" para quedar exagerada o grotescamente lleno.

Espacio de tiempo trás primera comida de un día

Puedes tomar agua con limón al gusto.

Puedes tomar café negro solito de grano o capuchinera, evita los de greca, el café lo tomas sin adicionarle ningún tipo de leche o endulzante, trata de tomar café máximo hasta las 3:00 pm

Espera mínimo 1 hora para beber cualquiera de éstos líquidos tras la primera comida de un día.

Segunda Carga De Combustible Del Día

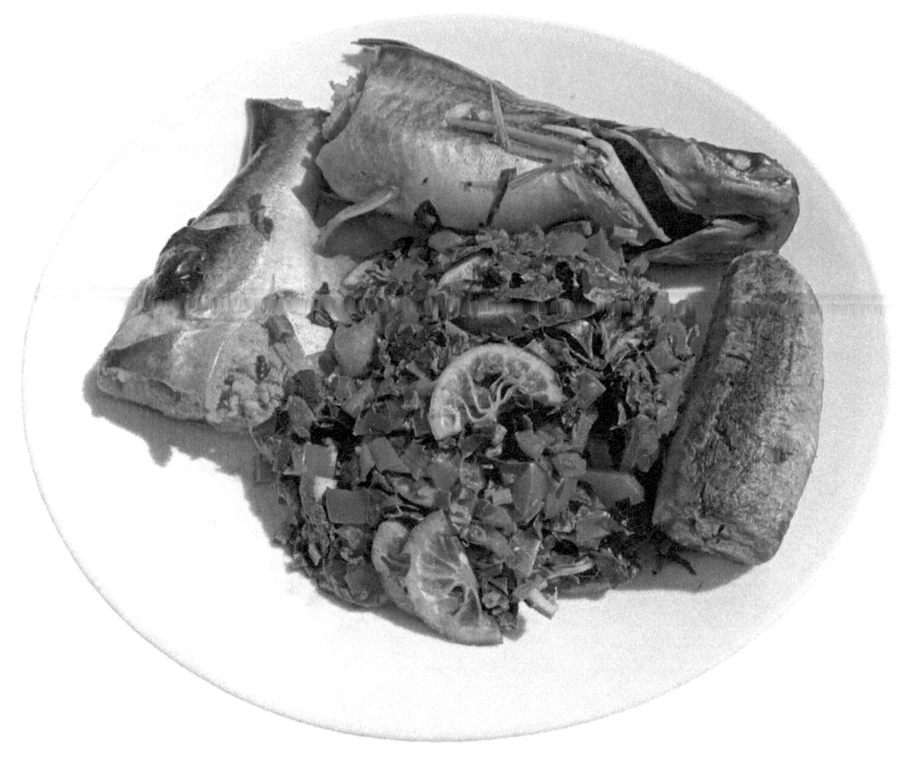

Lo que hay en éste plato

Proteínas: Viudo de capaz u otro pez de agua dulce 300 gramos

Vegetales: porción gigante fusión espinaca, pimentón y rodajas de limón

Frutas: medio plátano

Tuberculos: ausentes

Legumbres y granos: ausentes
Cereales u otros: ausentes
Nueces y semillas: ausentes

Cómo preparar ésta comida

Viudo de capaz hervido en agua

Los vegetales en 1 sola fusión freídos con las grasas permitidas

El plátano hervido en agua o levemente freído con las grasas permitidas

Instrucciones para comer

Inicia a comer las proteínas exclusivamente si las hay y acabatelas.

Luego continuas y termina con el resto.

No tomes ningún líquido en éste momento,

debes esperar al menos 1 hora para beber alguno de los líquidos permitidos aquí.

¿A qué hora comer la segunda comida?

A la hora que sientas un hambre fisiológica real, que no se trate de un antojo.

Si no sientes hambre, no comas, es un mensaje de tu cuerpo, aprende a conocerte.

Siempre debes comer dentro de la luz solar de un día salvo alguna ocasión esporádica especial.

¿Quedaste con hambre en ésta segunda comida?

Puedes complementar solamente con más de la misma proteína.

Come para quedar satisfecho mas "NO" para

quedar exagerada o grotescamente lleno.

Es sano ir a la cama no tan lleno o incluso con algo de hambre.

¿Sientes que te llenaste y no has terminado?

Detente, deja para la próxima comida el resto.

Come para quedar satisfecho mas "NO" para quedar exagerada o grotescamente lleno.

Líquidos permitidos durante el día

- Agua sola
- Agua sola con gas
- Agua con vinagre de sidra de manzana natural
- Agua con vinagre de sidra de manzana natural con limón
- Vaso con agua con 1/2 cucharadita de sal cada uno

- Café negro de grano, sin leches de ningún tipo, sin endulzantes de ningún tipo, procura máximo hasta las 3:00 pm
- Agua de coco de un coco real

Aderezos y especias permitidos para las comidas

- Limón
- Sal
- Cilantro
- Ajo
- Tomillo
- Laurel
- Albahaca
- Finas hierbas
- Comino
- Curcuma
- Pimienta
- Romero

Aceites y grasas permitidos si quieres freír

- En el caso de la mayoría

de las proteinas, ponlas a freír en seco, normalmente ellas tienen su propia grasa

- Aceite de coco
- Mantequilla 100% de vaca, "Ojo, no compres margarina que la tratan de vender como mantequilla", investiga bien, lee bien
- Manteca 100% de cerdo

Si decides freír, nunca dejes humear, carbonizar o alquitranizar ninguna preparación, usa fuego bajo.

Usa sartenes que no se peguen.

Aderezos para vegetales permitidos

- Aceite de oliva extra virgen, se aplica frío, nunca se debe usar para freír
- Limón
- Sal

- Vinagre blanco
- Vinagre de sidra de manzana

No comas entre comidas

Aliméntate bien en las 2 comidas, evita estimular tu organismo fuera de las 2 comidas contundentes.

Toma los líquidos permitidos entre comidas si sientes que los necesitas.

Aliméntate solo dentro de la franja de luz solar del día.

La Primera carga de combustible del día debe ser la más contundente.

La segunda y última comida es un poco más suave.

Quizás antes de que se oculte el sol, toma una aromática solamente.

¿Por alguna ocasión especial debes comer de noche? hazlo tranquilo, pero evítalo en el día a día, siempre ve tras las proteínas de origen animal, pon el ojo en ellas siempre antes que nada.

Día 7

Beber 4 vasos de agua con 1/2 cucharadita de sal cada uno "en ayunas"

Aprende a conocerte a tí mismo(a), si sientes que deseas otro vaso de agua con sal, tómalo

Si sientes que es mucho líquido, detente y lo dejas para luego

Primera Carga De Combustible Del Día

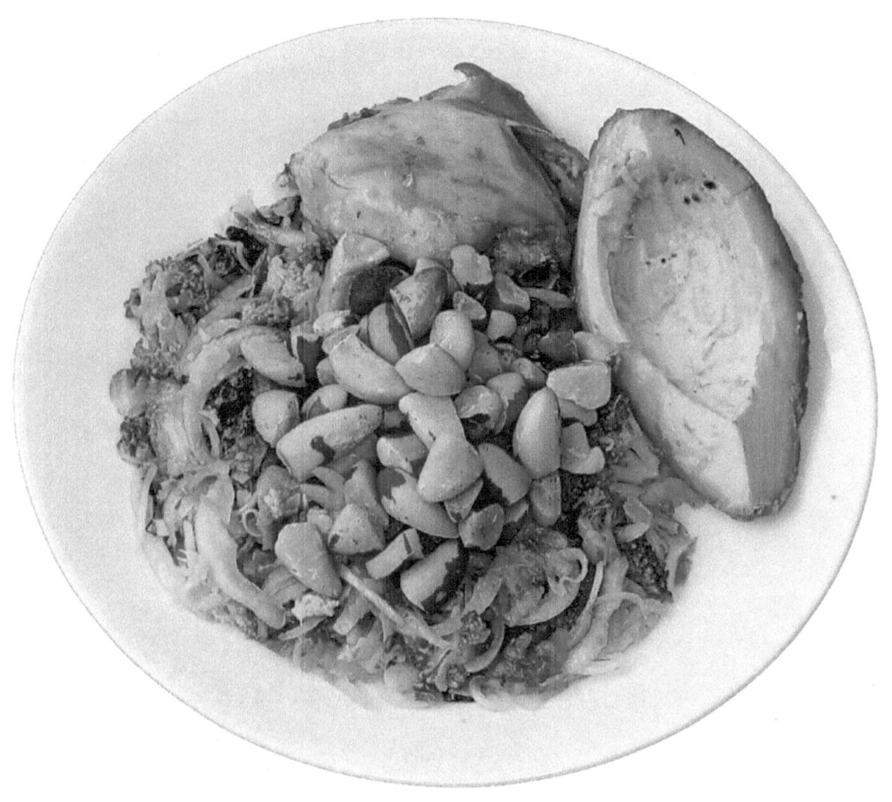

¿A qué hora debo comer ésta primera comida?

A la hora que sientas un hambre fisiológica real, que no se trate de un antojo.

Espera que pase bastante tiempo luego de los vasos de agua al levantarnos.

Siempre debes comer dentro de la luz solar de un día salvo alguna ocasión esporádica especial.

Ésta Primera carga de combustible del día debe ser siempre la más contundente.

Lo que hay en éste plato

Proteínas: muslo de pollo con piel 300 gramos
Vegetales: porción gigante mix brócoli, cebolla zanahoria, pepino, espinaca
Frutas: aguacate
Tuberculos: ausentes
Legumbres y granos: ausentes
Cereales u otros: ausentes
Nueces y semillas: nuez de brasil "alerta si eres alérgico"

Cómo preparar ésta comida

Pollo hervido en agua o freído en su propia

grasa

Vegetales al vapor o freidos solo un poco con las grasas permitidas

Las nueces se pueden tostar solo un poco en sartén en seco

Instrucciones para comer

Inicia a comer las proteínas exclusivamente si las hay y acabatelas.

Luego continuas y termina con el resto.

No tomes ningún líquido en éste momento, debes esperar al menos 1 hora para beber alguno de los líquidos permitidos aquí.

¿Quedaste con hambre en ésta
primera comida?

Puedes complementar solamente con más de la misma proteína.

Come para quedar satisfecho mas "NO" para quedar exagerada o grotescamente lleno.

¿Sientes que te llenaste y no has terminado?

Detente, deja para la próxima comida el resto.

Come para quedar satisfecho mas "NO" para quedar exagerada o grotescamente lleno.

Espacio de tiempo trás primera
comida de un día

Puedes tomar agua con limón al gusto.

Puedes tomar café negro solito de grano o capuchinera, evita los de greca, el café lo tomas sin adicionarle ningún tipo de leche o endulzante, trata de tomar café máximo hasta las 3:00 pm

Espera mínimo 1 hora para beber cualquiera de éstos líquidos tras la primera comida de un día.

Segunda Carga De Combustible Del Día

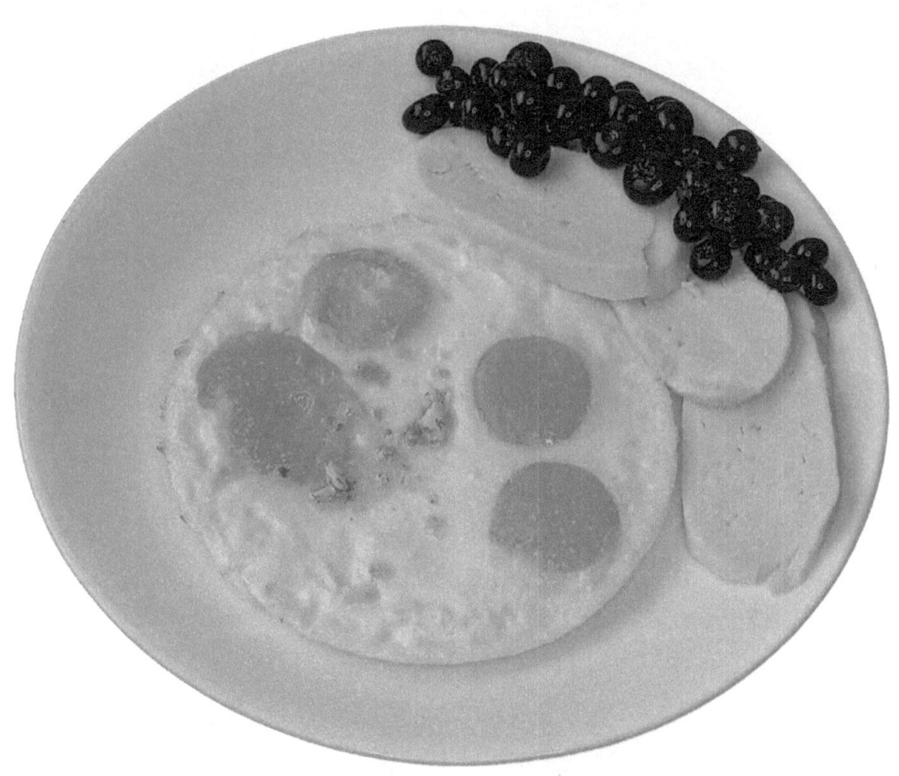

Lo que hay en éste plato

Proteinas: Huevos

Vegetales: ausentes

Frutas: arandanos

Tuberculos: ausentes

Legumbres y granos: ausentes

Cereales u otros: ausentes

Nueces y semillas: ausentes

Cómo preparar ésta comida

Huevos freidos con alguna de las grasas permitidas

El queso lo consumes en su estado tradicional

Arandanos crudos

Instrucciones para comer

Inicia a comer las proteínas exclusivamente si

las hay y acabatelas.

Luego continuas y termina con el resto.

No tomes ningún líquido en éste momento, debes esperar al menos 1 hora para beber alguno de los líquidos permitidos aquí.

¿A qué hora comer la segunda comida?

A la hora que sientas un hambre fisiológica real, que no se trate de un antojo.

Si no sientes hambre, no comas, es un mensaje de tu cuerpo, aprende a conocerte.

Siempre debes comer dentro de la luz solar de un día salvo alguna ocasión esporádica especial.

¿Quedaste con hambre en ésta
segunda comida?

Puedes complementar solamente con más de la misma proteína.

Come para quedar satisfecho mas "NO" para quedar exagerada o grotescamente lleno.

Es sano ir a la cama no tan lleno o incluso con algo de hambre.

¿Sientes que te llenaste y no has terminado?

Detente, deja para la próxima comida el resto.

Come para quedar satisfecho mas "NO" para quedar exagerada o grotescamente lleno.

Líquidos permitidos durante el día

- Agua sola
- Agua sola con gas
- Agua con vinagre de sidra de

manzana natural

- Agua con vinagre de sidra de manzana natural con limón
- Vaso con agua con 1/2 cucharadita de sal cada uno
- Café negro de grano, sin leches de ningún tipo, sin endulzantes de ningún tipo, procura máximo hasta las 3:00 pm
- Agua de coco de un coco real

Aderezos y especias permitidos
para las comidas

- Limón
- Sal
- Cilantro
- Ajo
- Tomillo
- Laurel
- Albahaca
- Finas hierbas
- Comino
- Curcuma

- Pimienta
- Romero

Aceites y grasas permitidos si quieres freír

- En el caso de la mayoría de las proteínas, ponlas a freír en seco, normalmente ellas tienen su propia grasa
- Aceite de coco
- Mantequilla 100% de vaca, "Ojo, no compres margarina que la tratan de vender como mantequilla", investiga bien, lee bien
- Manteca 100% de cerdo

Si decides freír, nunca dejes humear, carbonizar o alquitranizar ninguna preparación, usa fuego bajo.

Usa sartenes que no se peguen.

Aderezos para vegetales permitidos

- Aceite de oliva extra virgen, se aplica frio, nunca se debe usar para freír
- Limón
- Sal
- Vinagre blanco
- Vinagre de sidra de manzana

No comas entre comidas

Aliméntate bien en las 2 comidas, evita estimular tu organismo fuera de las 2 comidas contundentes.

Toma los líquidos permitidos entre comidas si sientes que los necesitas.

Aliméntate solo dentro de la franja de luz solar del día.

La Primera carga de combustible del día debe ser la más contundente.

La segunda y última comida es un poco más suave.

Quizás antes de que se oculte el sol, toma una aromática solamente.

¿Por alguna ocasión especial debes comer de noche? hazlo tranquilo, pero evítalo en el día a día, siempre ve tras las proteínas de origen animal, pon el ojo en ellas siempre antes que nada.

Día 8

Beber 4 vasos de agua con 1/2 cucharadita de sal cada uno "en ayunas"

Aprende a conocerte a tí mismo(a), si sientes que deseas otro vaso de agua con sal, tómalo

Si sientes que es mucho líquido, detente y lo dejas para luego

Primera Carga De Combustible Del Día

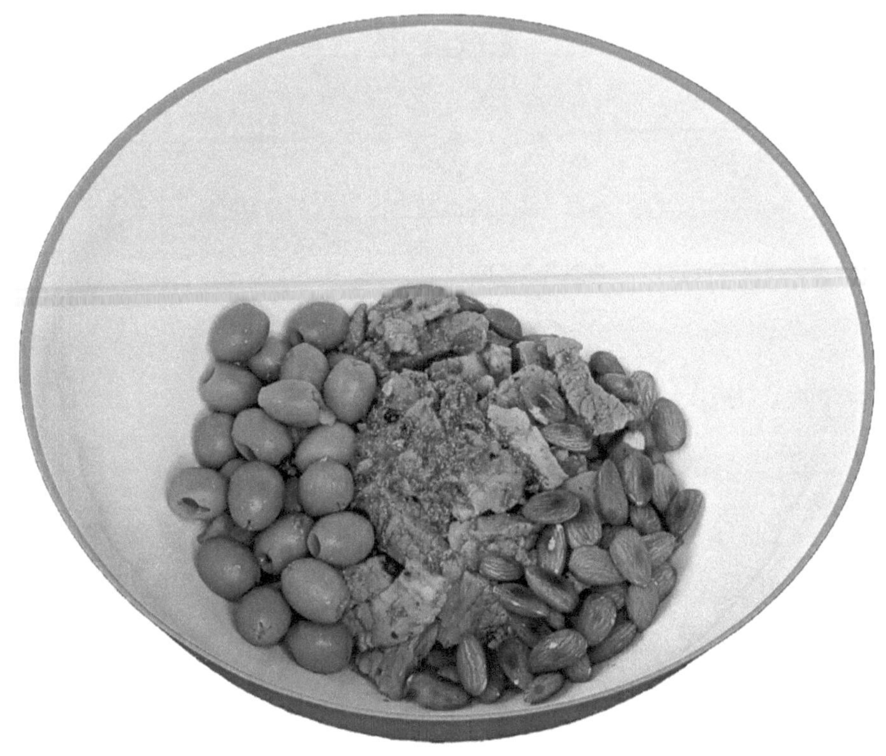

¿A qué hora debo comer ésta primera comida?

A la hora que sientas un hambre fisiológica real, que no se trate de un antojo.
Espera que pase bastante tiempo luego de los vasos de agua al levantarnos.
Siempre debes comer dentro de la luz solar de un día salvo alguna ocasión esporádica

especial.

Ésta Primera carga de combustible del día debe ser siempre la más contundente.

Lo que hay en éste plato

Proteínas: Corte graso de cerdo 300 gramos corte graso de carne de res 300 gramos

Vegetales: pimentón, cebolla

Frutas: aceitunas

Tuberculos: ausentes

Legumbres y granos: ausentes

Cereales u otros: ausentes

Nueces y semillas: almendras "alerta si eres alérgico"

Cómo preparar ésta comida

carne de cerdo y res cortadas en cuadros freidas en su propia grasa fusionados con el pimentón y la cebolla

Las almendras se pueden tostar un solo un poco en sartén en seco, las aceitunas se consumen crudas

Instrucciones para comer

Inicia a comer las proteínas exclusivamente si las hay y acabatelas.

Luego continuas y termina con el resto.

No tomes ningún líquido en éste momento, debes esperar al menos 1 hora para beber alguno de los líquidos permitidos aquí.

¿Quedaste con hambre en ésta
primera comida?

Puedes complementar solamente con más de la misma proteína.

Come para quedar satisfecho mas "NO" para quedar exagerada o grotescamente lleno.

¿Sientes que te llenaste y no has terminado?

Detente, deja para la próxima comida el resto.

Come para quedar satisfecho mas "NO" para quedar exagerada o grotescamente lleno.

Espacio de tiempo trás primera comida de un día

Puedes tomar agua con limón al gusto.

Puedes tomar café negro solito de grano o capuchinera, evita los de greca, el café lo tomas sin adicionarle ningún tipo de leche o endulzante, trata de tomar café máximo hasta las 3:00 pm

Espera mínimo 1 hora para beber cualquiera de éstos líquidos tras la primera comida de un día.

Segunda Carga De Combustible Del Día

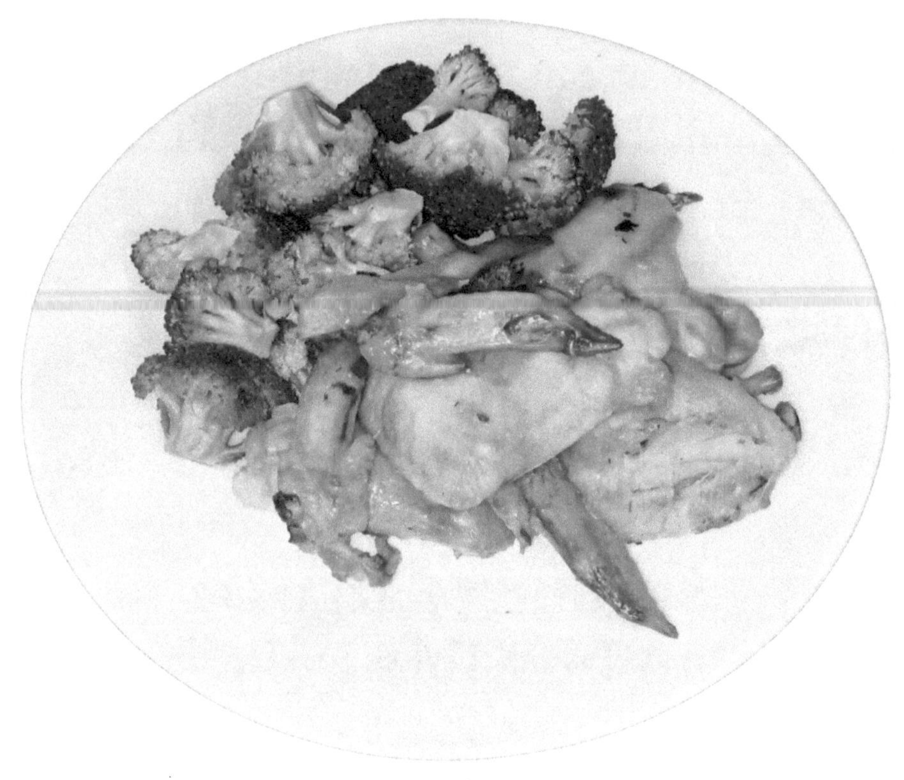

Lo que hay en éste plato

Proteínas: Alas de pollo 700 gramos

Vegetales: broccoli

Frutas: ausentes

Tuberculos: ausentes

Legumbres y granos: ausentes

Cereales u otros: ausentes

Nueces y semillas: ausentes

Cómo preparar ésta comida

Alas de pollo en horno, hervidas en agua o freídas en su propia grasa
Brocoli al vapor

Instrucciones para comer

Inicia a comer las proteínas exclusivamente si las hay y acabatelas.
Luego continuas y termina con el resto.
No tomes ningún líquido en éste momento, debes esperar al menos 1 hora para beber alguno de los líquidos permitidos aquí.

¿A qué hora comer la segunda comida?

A la hora que sientas un hambre fisiológica real, que no se trate de un antojo.
Si no sientes hambre, no comas, es un mensaje de tu cuerpo, aprende a conocerte.
Siempre debes comer dentro de la luz solar de un día salvo alguna ocasión esporádica

especial.

¿Quedaste con hambre en ésta
segunda comida?

Puedes complementar solamente con más de la misma proteína.

Come para quedar satisfecho mas "NO" para quedar exagerada o grotescamente lleno.

Es sano ir a la cama no tan lleno o incluso con algo de hambre.

¿Sientes que te llenaste y no has terminado?

Detente, deja para la próxima comida el resto.

Come para quedar satisfecho mas "NO" para quedar exagerada o grotescamente lleno.

Líquidos permitidos durante el día

- Agua sola
- Agua sola con gas
- Agua con vinagre de sidra de manzana natural
- Agua con vinagre de sidra de

manzana natural con limón

- Vaso con agua con 1/2 cucharadita de sal cada uno
- Café negro de grano, sin leches de ningún tipo, sin endulzantes de ningún tipo, procura máximo hasta las 3:00 pm
- Agua de coco de un coco real

Aderezos y especias permitidos
para las comidas

- Limón
- Sal
- Cilantro
- Ajo
- Tomillo
- Laurel
- Albahaca
- Finas hierbas
- Comino
- Curcuma
- Pimienta
- Romero

Aceites y grasas permitidos si quieres freír

- En el caso de la mayoría de las proteinas, ponlas a freír en seco, normalmente ellas tienen su propia grasa
- Aceite de coco
- Mantequilla 100% de vaca, "Ojo, no compres margarina que la tratan de vender como mantequilla", investiga bien, lee bien
- Manteca 100% de cerdo

Si decides freír, nunca dejes humear, carbonizar o alquitranizar ninguna preparación, usa fuego bajo.

Usa sartenes que no se peguen.

Aderezos para vegetales permitidos

- Aceite de oliva extra virgen, se aplica frío, nunca se debe usar para freír
- Limón

- Sal
- Vinagre blanco
- Vinagre de sidra de manzana

No comas entre comidas

Aliméntate bien en las 2 comidas, evita estimular tu organismo fuera de las 2 comidas contundentes.

Toma los líquidos permitidos entre comidas si sientes que los necesitas.

Aliméntate solo dentro de la franja de luz solar del día.

La Primera carga de combustible del día debe ser la más contundente.

La segunda y última comida es un poco más suave.

Quizás antes de que se oculte el sol, toma una aromática solamente.

¿Por alguna ocasión especial debes comer de noche? hazlo tranquilo, pero evítalo en el día a día, siempre ve tras las proteínas de origen

animal, pon el ojo en ellas siempre antes que nada.

250

Día 9

Beber 4 vasos de agua con 1/2 cucharadita de sal cada uno "en ayunas"

Aprende a conocerte a tí mismo(a), si sientes que deseas otro vaso de agua con sal, tómalo

Si sientes que es mucho líquido, detente y lo dejas para luego

Primera Carga De Combustible Del Día

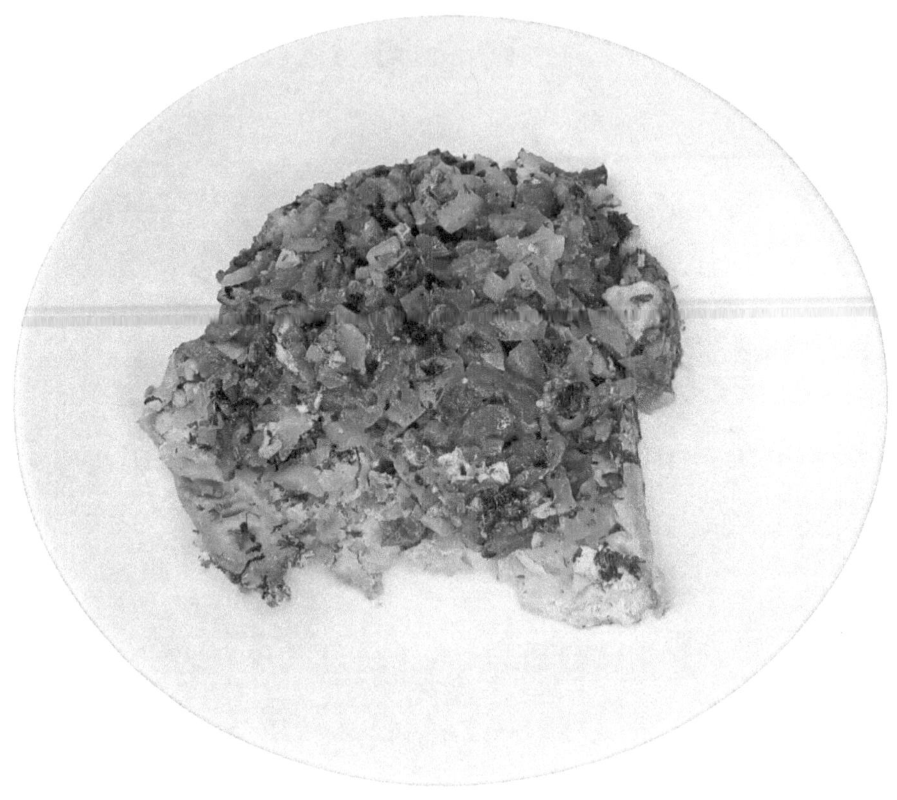

¿A qué hora debo comer ésta primera comida?

A la hora que sientas un hambre fisiológica real, que no se trate de un antojo.
Espera que pase bastante tiempo luego de los vasos de agua al levantarnos.

Siempre debes comer dentro de la luz solar

de un día salvo alguna ocasión esporádica especial.

Ésta Primera carga de combustible del día debe ser siempre la más contundente.

Lo que hay en éste plato

Proteínas: Pescado bagre 600 gramos u otro pez de agua dulce

Vegetales: cilantro en gran cantidad

Frutas: tomate y cebolla

Tuberculos: ausentes

Legumbres y granos: ausentes

Cereales u otros: ausentes

Nueces y semillas: ausentes"

Cómo preparar ésta comida

Se fusiona todo al mismo tiempo, se fríe con la misma grasa de la proteína

Instrucciones para comer

Inicia a comer las proteínas exclusivamente si las hay y acabatelas.

Luego continuas y termina con el resto.

No tomes ningún líquido en éste momento, debes esperar al menos 1 hora para beber alguno de los líquidos permitidos aquí.

¿Quedaste con hambre en ésta primera comida?

Puedes complementar solamente con más de la misma proteína.

Come para quedar satisfecho mas "NO" para quedar exagerada o grotescamente lleno.

¿Sientes que te llenaste y no has terminado?

Detente, deja para la próxima comida el resto.

Come para quedar satisfecho mas "NO" para quedar exagerada o grotescamente lleno.

Espacio de tiempo trás primera comida de un día

Puedes tomar agua con limón al gusto.

Puedes tomar café negro solito de grano o capuchinera, evita los de greca, el café lo tomas sin adicionarle ningún tipo de leche o endulzante, trata de tomar café máximo hasta las 3:00 pm

Espera mínimo 1 hora para beber cualquiera de éstos líquidos tras la primera comida de un día.

Segunda Carga De Combustible Del Día

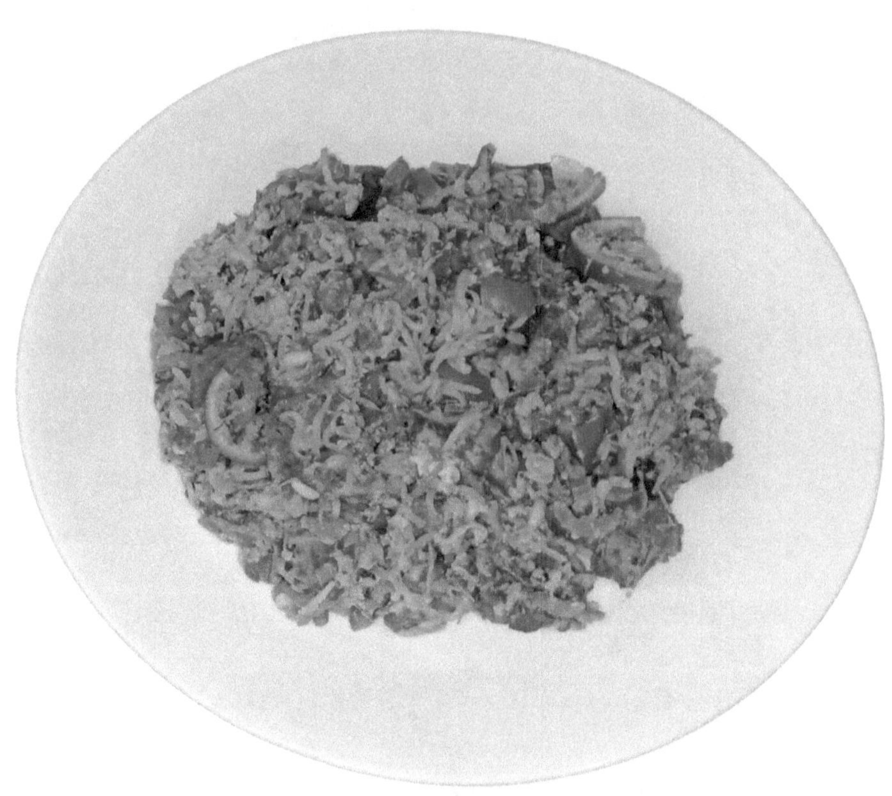

Lo que hay en éste plato

Proteínas: Hígado de res 400 gramos, huevos hasta 2

Vegetales: Apio y cilantro picados en gran cantidad, raices, pimentón

Frutas: limón

Tuberculos: ausentes

Legumbres y granos: ausentes

Cereales u otros: ausentes

Nueces y semillas: ausentes

Cómo preparar ésta comida

Todo se fusiona al mismo tiempo, cortado y picado, freído en su propia grasa, los huevos fusionarlos al final

Instrucciones para comer

Inicia a comer las proteínas exclusivamente si

las hay y sacatelas.

Luego continuas y termina con el resto.

No tomes ningún líquido en éste momento, debes esperar al menos 1 hora para beber alguno de los líquidos permitidos aquí.

¿A qué hora comer la segunda comida?

A la hora que sientas un hambre fisiológica real, que no se trate de un antojo.

Si no sientes hambre, no comas, es un mensaje de tu cuerpo, aprende a conocerte.

Siempre debes comer dentro de la luz solar de un día salvo alguna ocasión esporádica especial.

¿Quedaste con hambre en ésta
segunda comida?

Puedes complementar solamente con más de la misma proteína.

Come para quedar satisfecho mas "NO" para quedar exagerada o grotescamente lleno.

Es sano ir a la cama no tan lleno o incluso con

algo de hambre.

¿Sientes que te llenaste y no has terminado?

Detente, deja para la próxima comida el resto. Come para quedar satisfecho mas "NO" para quedar exagerada o grotescamente lleno.

Líquidos permitidos durante el día

- Agua sola
- Agua sola con gas
- Agua con vinagre de sidra de manzana natural
- Agua con vinagre de sidra de manzana natural con limón
- Vaso con agua con 1/2 cucharadita de sal cada uno
- Café negro de grano, sin leches de ningún tipo, sin endulzantes de ningún tipo, procura máximo hasta las 3:00 pm
- Agua de coco de un coco real

Aderezos y especias permitidos
para las comidas

- Limón
- Sal
- Cilantro
- Ajo
- Tomillo
- Laurel
- Albahaca
- Finas hierbas
- Comino
- Curcuma
- Pimienta
- Romero

Aceites y grasas permitidos si quieres freír

- En el caso de la mayoría de las proteínas, ponlas a freír en seco, normalmente ellas tienen su propia grasa
- Aceite de coco
- Mantequilla 100% de vaca, "Ojo, no compres margarina que la tratan

de vender como mantequilla", investiga bien, lee bien

- Manteca 100% de cerdo

Si decides freír, nunca dejes humear, carbonizar o alquitranizar ninguna preparación, usa fuego bajo.

Usa sartenes que no se peguen.

Aderezos para vegetales permitidos

- Aceite de oliva extra virgen, se aplica frío, nunca se debe usar para freír
- Limón
- Sal
- Vinagre blanco
- Vinagre de sidra de manzana

No comas entre comidas

Aliméntate bien en las 2 comidas, evita estimular tu organismo fuera de las 2 comidas contundentes.

Toma los líquidos permitidos entre comidas si

sientes que los necesitas.

Aliméntate solo dentro de la franja de luz solar del día.

La Primera carga de combustible del día debe ser la más contundente.

La segunda y última comida es un poco más suave.

Quizás antes de que se oculte el sol, toma una aromática solamente.

¿Por alguna ocasión especial debes comer de noche? hazlo tranquilo, pero evítalo en el día a día, siempre ve tras las proteínas de origen animal, pon el ojo en ellas siempre antes que nada.

Día 10

Beber 4 vasos de agua con 1/2 cucharadita de sal cada uno "en ayunas"

Aprende a conocerte a tí mismo(a), si sientes que deseas otro vaso de agua con sal, tómalo

Si sientes que es mucho líquido, detente y lo dejas para luego

Primera Carga De Combustible Del Día

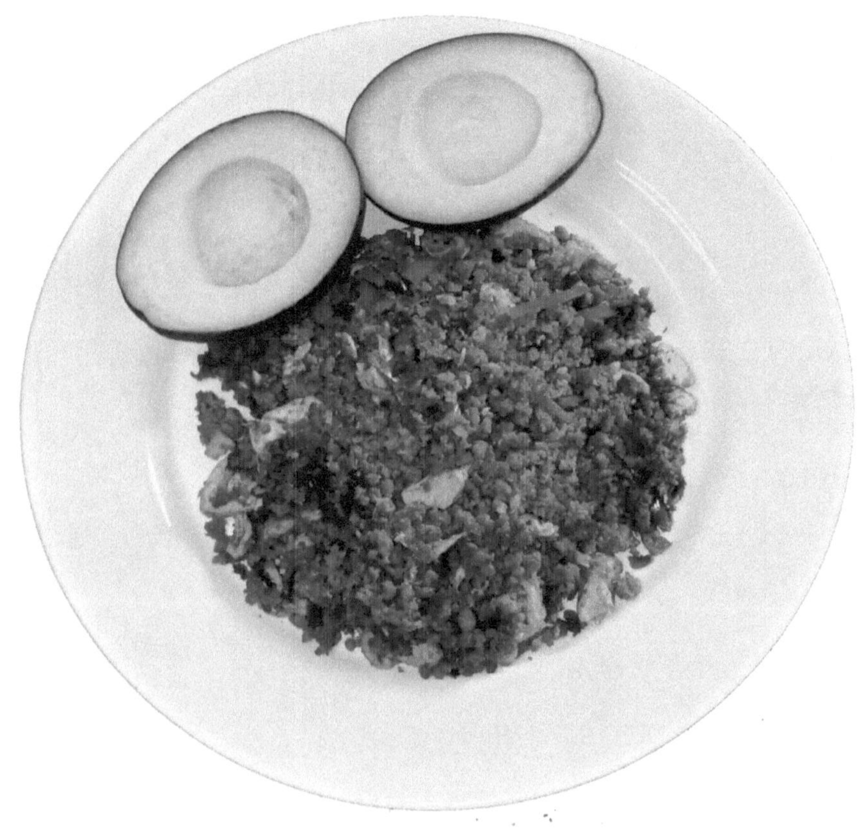

¿A qué hora debo comer ésta primera comida?

A la hora que sientas un hambre fisiológica real, que no se trate de un antojo.

Espera que pase bastante tiempo luego de los vasos de agua al levantarnos.

Siempre debes comer dentro de la luz solar de un día salvo alguna ocasión esporádica

especial.

Ésta Primera carga de combustible del día debe ser siempre la más contundente.

Lo que hay en éste plato

Proteínas: Carne de res molida 300 gramos pechuga de pollo 300 gramos

Vegetales: Pimentón

Frutas: Aguacate

Tuberculos: ausentes

Legumbres y granos: ausentes

Cereales u otros: ausentes

Nueces y semillas: ausentes"

Cómo preparar ésta comida

Se fusiona todo al mismo tiempo, se fríe con la misma grasa de la proteína

Instrucciones para comer

Inicia a comer las proteínas exclusivamente si las hay y acabatelas.

Luego continuas y termina con el resto.

No tomes ningún líquido en éste momento, debes esperar al menos 1 hora para beber alguno de los líquidos permitidos aquí.

¿Quedaste con hambre en ésta primera comida?

Puedes complementar solamente con más de la misma proteína.

Come para quedar satisfecho mas "NO" para quedar exagerada o grotescamente lleno.

¿Sientes que te llenaste y no has terminado?

Detente, deja para la próxima comida el resto.

Come para quedar satisfecho mas "NO" para quedar exagerada o grotescamente lleno.

Espacio de tiempo trás primera comida de un día

Puedes tomar agua con limón al gusto.

Puedes tomar café negro solito de grano o capuchinera, evita los de greca, el café lo tomas sin adicionarle ningún tipo de leche o endulzante, trata de tomar café máximo hasta las 3:00 pm

Espera mínimo 1 hora para beber cualquiera de éstos líquidos tras la primera comida de un día.

Segunda Carga De Combustible Del Día

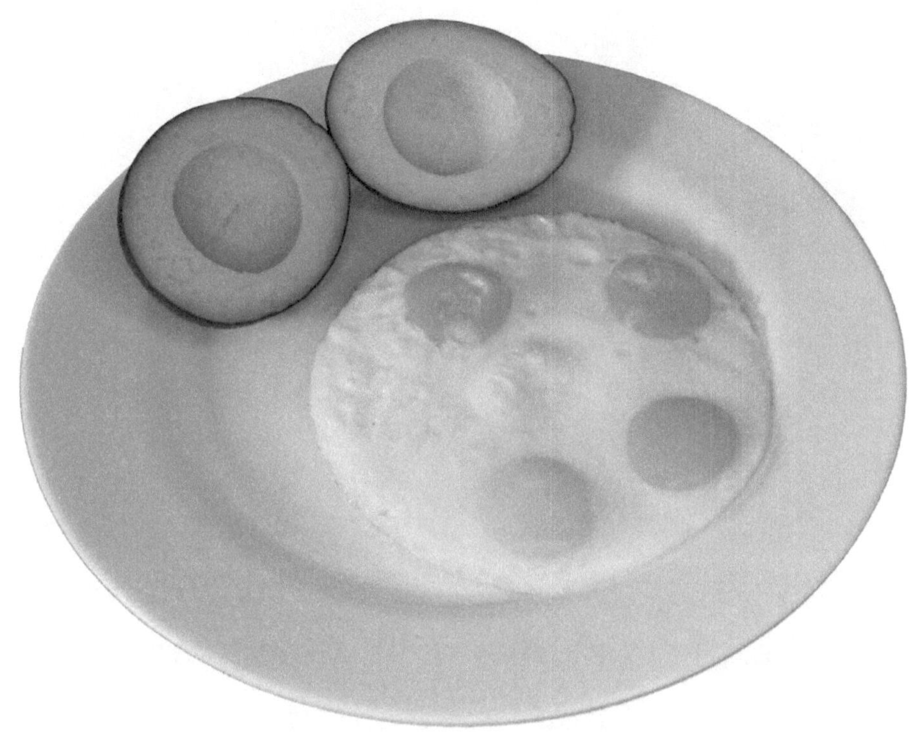

Lo que hay en éste plato

Proteínas: Huevos hasta 4

Vegetales: ausentes

Frutas: aguacate

Tuberculos: ausentes

Legumbres y granos: ausentes

Cereales u otros: ausentes

Nueces y semillas: ausentes

Cómo preparar ésta comida

Proteína freida con alguna de las grasas permitidas

Instrucciones para comer

Inicia a comer las proteínas exclusivamente si las hay y acabatelas.

Luego continuas y termina con el resto.

No tomes ningún líquido en éste momento, debes esperar al menos 1 hora para beber alguno de los líquidos permitidos aquí.

¿A qué hora comer la segunda comida?

A la hora que sientas un hambre fisiológica real, que no se trate de un antojo.

Si no sientes hambre, no comas, es un mensaje de tu cuerpo, aprende a conocerte.

Siempre debes comer dentro de la luz solar de un día salvo alguna ocasión esporádica especial.

¿Quedaste con hambre en ésta
segunda comida?

Puedes complementar solamente con más de la misma proteína.

Come para quedar satisfecho mas "NO" para quedar exagerada o grotescamente lleno.

Es sano ir a la cama no tan lleno o incluso con algo de hambre.

¿Sientes que te llenaste y no has terminado?

Detente, deja para la próxima comida el resto.

Come para quedar satisfecho mas "NO" para quedar exagerada o grotescamente lleno.

Líquidos permitidos durante el día

- Agua sola
- Agua sola con gas
- Agua con vinagre de sidra de manzana natural
- Agua con vinagre de sidra de manzana natural con limón

- Vaso con agua con 1/2 cucharadita de sal cada uno
- Café negro de grano, sin leches de ningún tipo, sin endulzantes de ningún tipo, procura máximo hasta las 3:00 pm
- Agua de coco de un coco real

Aderezos y especias permitidos
para las comidas

- Limón
- Sal
- Cilantro
- Ajo
- Tomillo
- Laurel
- Albahaca
- Finas hierbas
- Comino
- Curcuma
- Pimienta
- Romero

Aceites y grasas permitidos si quieres freír

- En el caso de la mayoría de las proteínas, ponlas a freír en seco, normalmente ellas tienen su propia grasa
- Aceite de coco
- Mantequilla 100% de vaca, "Ojo, no compres margarina que la tratan de vender como mantequilla", investiga bien, lee bien
- Manteca 100% de cerdo

Si decides freír, nunca dejes humear, carbonizar o alquitranizar ninguna preparación, usa fuego bajo.
Usa sartenes que no se peguen.

Aderezos para vegetales permitidos

- Aceite de oliva extra virgen, se aplica frío, nunca se debe usar para freír
- Limón

- Sal
- Vinagre blanco
- Vinagre de sidra de manzana

No comas entre comidas

Aliméntate bien en las 2 comidas, evita estimular tu organismo fuera de las 2 comidas contundentes.

Toma los líquidos permitidos entre comidas si sientes que los necesitas.

Aliméntate solo dentro de la franja de luz solar del día.

La primera carga de combustible del día debe ser la más contundente.

La segunda y última comida es un poco más suave.

Quizás antes de que se oculte el sol, toma una aromática solamente.

¿Por alguna ocasión especial debes comer de noche? hazlo tranquilo, pero evítalo en el día a día, siempre ve tras las proteínas de origen

animal, pon el ojo en ellas siempre antes que nada.

Día 11

274

Beber 4 vasos de agua con 1/2 cucharadita de sal cada uno "en ayunas"
Aprende a conocerte a tí mismo(a), si sientes que deseas otro vaso de agua con sal, tómalo
Si sientes que es mucho líquido, detente y lo dejas para luego

Primera Carga De Combustible Del Día

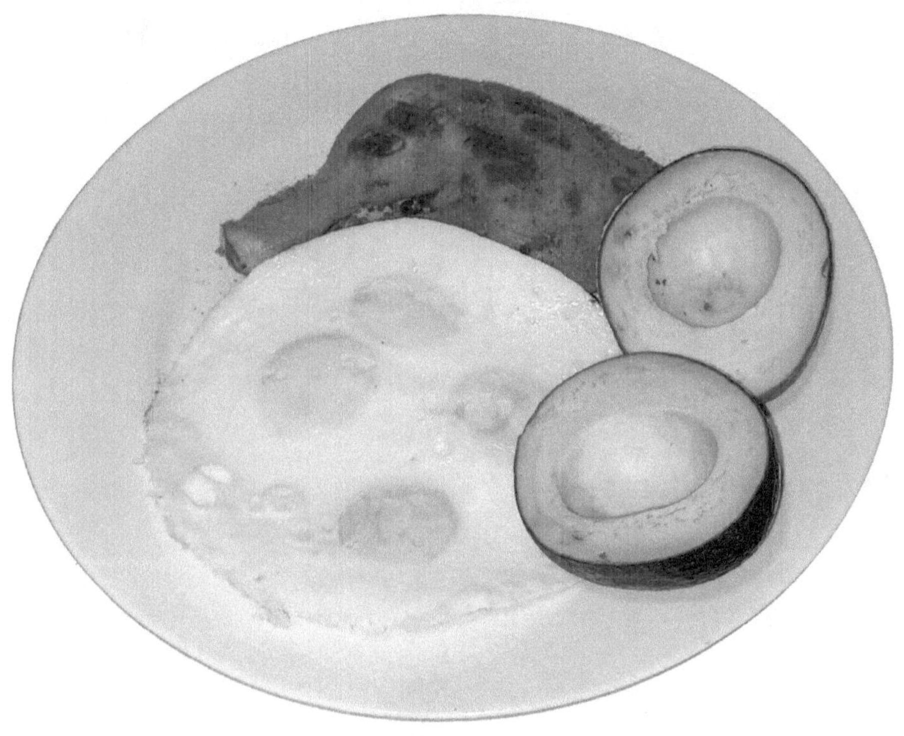

¿A qué hora debo comer ésta primera comida?

A la hora que sientas un hambre fisiológica real, que no se trate de un antojo.

Espera que pase bastante tiempo luego de los vasos de agua al levantarnos.

Siempre debes comer dentro de la luz solar de un día salvo alguna ocasión esporádica

especial.

Ésta Primera carga de combustible del día debe ser siempre la más contundente.

Lo que hay en éste plato

Proteínas: **Pernil de pollo con piel 300 gramos y huevos hasta 4**

Vegetales: ausentes

Frutas: aguacate

Tuberculos: ausentes

Legumbres y granos: ausentes

Cereales u otros: ausentes

Nueces y semillas: ausentes

Cómo preparar ésta comida

Pollo hervido en agua y huevos freidos con las grasas permitidas

El aguacate se consume crudo como siempre

Instrucciones para comer

Inicia a comer las proteínas exclusivamente si las hay y acabatelas.

Luego continuas y termina con el resto.

No tomes ningún líquido en éste momento, debes esperar al menos 1 hora para beber alguno de los líquidos permitidos aquí.

¿Quedaste con hambre en ésta primera comida?

Puedes complementar solamente con más de la misma proteína.

Come para quedar satisfecho mas "NO" para quedar exagerada o grotescamente lleno.

¿Sientes que te llenaste y no has terminado?

Detente, deja para la próxima comida el resto.

Come para quedar satisfecho mas "NO" para quedar exagerada o grotescamente lleno.

Espacio de tiempo trás primera comida de un día

Puedes tomar agua con limón al gusto.

Puedes tomar café negro solito de grano o capuchinera, evita los de greca, el café lo tomas sin adicionarle ningún tipo de leche o endulzante, trata de tomar café máximo hasta las 3:00 pm

Espera mínimo 1 hora para beber cualquiera de éstos líquidos tras la primera comida de un día.

Segunda Carga De Combustible Del Día

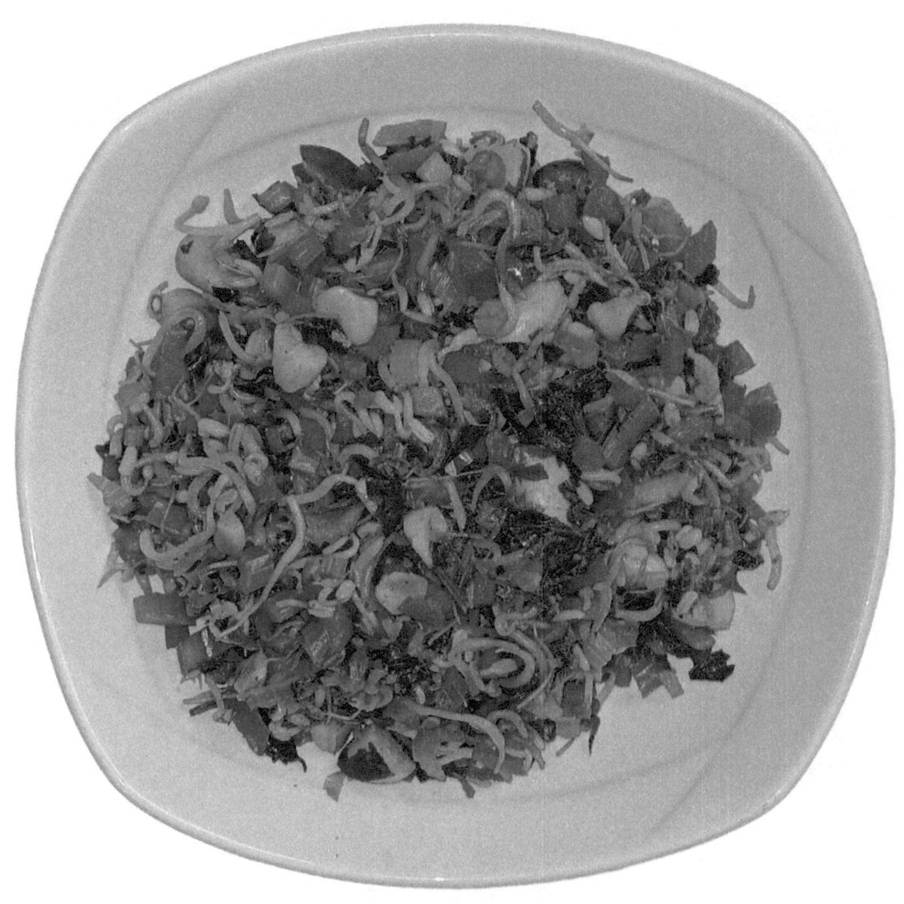

Lo que hay en éste plato

Proteinas: ausentes

Vegetales: porción gigante pimentón, raices, apio

Frutas: ausentes

Tuberculos: ausentes

Legumbres y granos: ausentes

Cereales u otros: ausentes

Nueces y semillas: nuez de brasil "alerta si eres alérgico"

Cómo preparar ésta comida

Todo se fusiona al mismo tiempo, se fríe levemente con alguna de las grasas permitidas

Instrucciones para comer

Inicia a comer las proteínas exclusivamente si las hay y acabatelas.

Luego continuas y termina con el resto.

No tomes ningún líquido en éste momento, debes esperar al menos 1 hora para beber alguno de los líquidos permitidos aquí.

¿A qué hora comer la segunda comida?

A la hora que sientas un hambre fisiológica real, que no se trate de un antojo.

Si no sientes hambre, no comas, es un mensaje de tu cuerpo, aprende a conocerte.

Siempre debes comer dentro de la luz solar

de un día salvo alguna ocasión esporádica especial.

¿Quedaste con hambre en ésta
segunda comida?

Puedes complementar solamente con más de la misma proteína.

Come para quedar satisfecho mas "NO" para quedar exagerada o grotescamente lleno.

Es sano ir a la cama no tan lleno o incluso con algo de hambre.

¿Sientes que te llenaste y no has terminado?

Detente, deja para la próxima comida el resto.

Come para quedar satisfecho mas "NO" para quedar exagerada o grotescamente lleno.

Líquidos permitidos durante el día

- Agua sola
- Agua sola con gas
- Agua con vinagre de sidra de manzana natural

- Agua con vinagre de sidra de manzana natural con limón
- Vaso con agua con 1/2 cucharadita de sal cada uno
- Café negro de grano, sin leches de ningún tipo, sin endulzantes de ningún tipo, procura máximo hasta las 3:00 pm
- Agua de coco de un coco real

Aderezos y especias permitidos para las comidas

- Limón
- Sal
- Cilantro
- Ajo
- Tomillo
- Laurel
- Albahaca
- Finas hierbas
- Comino
- Curcuma
- Pimienta

- Romero

Aceites y grasas permitidos si quieres freír

- En el caso de la mayoría de las proteínas, ponlas a freír en seco, normalmente ellas tienen su propia grasa
- Aceite de coco
- Mantequilla 100% de vaca, "Ojo, no compres margarina que la tratan de vender como mantequilla", investiga bien, lee bien
- Manteca 100% de cerdo

Si decides freír, nunca dejes humear, carbonizar o alquitranizar ninguna preparación, usa fuego bajo.
Usa sartenes que no se peguen.

Aderezos para vegetales permitidos

- Aceite de oliva extra virgen, se aplica frío, nunca se debe usar para freír

- Limón
- Sal
- Vinagre blanco
- Vinagre de sidra de manzana

No comas entre comidas

Aliméntate bien en las 2 comidas, evita estimular tu organismo fuera de las 2 comidas contundentes.

Toma los líquidos permitidos entre comidas si sientes que los necesitas.

Aliméntate solo dentro de la franja de luz solar del día.

La Primera carga de combustible del día debe ser la más contundente.

La segunda y última comida es un poco más suave.

Quizás antes de que se oculte el sol, toma una aromática solamente.

¿Por alguna ocasión especial debes comer de noche? hazlo tranquilo, pero evítalo en el día

a día, siempre ve tras las proteínas de origen animal, pon el ojo en ellas siempre antes que nada.

Día 12

Beber 4 vasos de agua con 1/2 cucharadita de sal cada uno "en ayunas"

Aprende a conocerte a tí mismo(a), si sientes que deseas otro vaso de agua con sal, tómalo

Si sientes que es mucho líquido, detente y lo dejas para luego

Primera Carga De Combustible Del Día

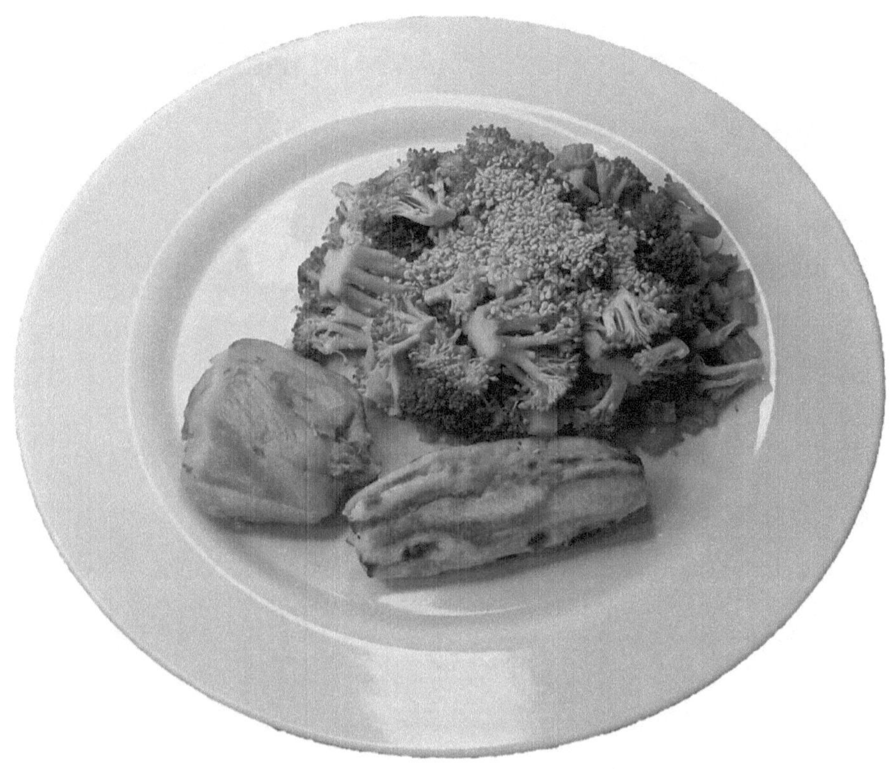

¿A qué hora debo comer ésta primera comida?

A la hora que sientas un hambre fisiológica real, que no se trate de un antojo.

Espera que pase bastante tiempo luego de los vasos de agua al levantarnos.

Siempre debes comer dentro de la luz solar de un día salvo alguna ocasión esporádica

especial.

Ésta Primera carga de combustible del día debe ser siempre la más contundente.

Lo que hay en éste plato

Proteínas: muslo de pollo con su piel 400 gramos

Vegetales: apio y brócoli porción gigante

Frutas: Plátano porción pequeña

Tuberculos: ausentes

Legumbres y granos: ausentes

Cereales u otros: ausentes

Nueces y semillas: ajonjolí

Cómo preparar ésta comida

Pollo hervido en agua o freído en su propia grasa, vegetales al vapor

Instrucciones para comer

Inicia a comer las proteínas exclusivamente si las hay y acabatelas.

Luego continuas y termina con el resto.

No tomes ningún líquido en éste momento,

debes esperar al menos 1 hora para beber alguno de los líquidos permitidos aquí.

¿Quedaste con hambre en ésta
primera comida?

Puedes complementar solamente con más de la misma proteína.

Come para quedar satisfecho mas "NO" para quedar exagerada o grotescamente lleno.

¿Sientes que te llenaste y no has terminado?

Detente, deja para la próxima comida el resto.

Come para quedar satisfecho mas "NO" para quedar exagerada o grotescamente lleno.

Espacio de tiempo trás primera comida de un día

Puedes tomar agua con limón al gusto.

Puedes tomar café negro solito de grano o capuchinera, evita los de greca, el café lo tomas sin adicionarle ningún tipo de leche o endulzante, trata de tomar café máximo hasta las 3:00 pm

Espera mínimo 1 hora para beber cualquiera de éstos líquidos tras la primera comida de un día.

Segunda Carga De Combustible Del Día

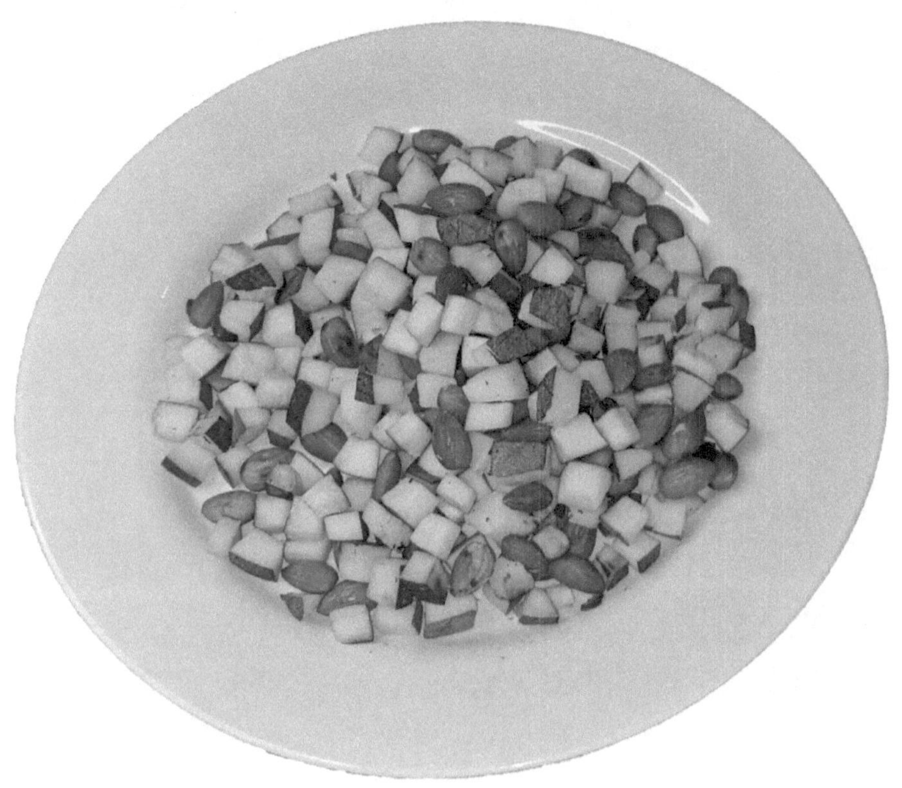

Lo que hay en éste plato

Proteinas: ausentes

Vegetales: ausentes

Frutas: Coco

Tuberculos: ausentes

Legumbres y granos: ausentes

Cereales u otros: ausentes

Nueces y semillas: almendras "alerta si eres alérgico"

Cómo preparar ésta comida

El coco y las almendras se tuestan levemente en sartén en seco

Instrucciones para comer

Inicia a comer las proteínas exclusivaménte si las hay y acabatelas.

Luego continuas y termina con el resto.

No tomes ningún líquido en éste momento, debes esperar al menos 1 hora para beber alguno de los líquidos permitidos aquí.

¿A qué hora comer la segunda comida?

A la hora que sientas un hambre fisiológica real, que no se trate de un antojo.

Si no sientes hambre, no comas, es un mensaje de tu cuerpo, aprende a conocerte.

Siempre debes comer dentro de la luz solar de un día salvo alguna ocasión esporádica

especial.

¿Quedaste con hambre en ésta
segunda comida?

Puedes complementar solamente con más de la misma proteína.

Come para quedar satisfecho mas "NO" para quedar exagerada o grotescamente lleno.

Es sano ir a la cama no tan lleno o incluso con algo de hambre.

¿Sientes que te llenaste y no has terminado?

Detente, deja para la próxima comida el resto.

Come para quedar satisfecho mas "NO" para quedar exagerada o grotescamente lleno.

Líquidos permitidos durante el día

- Agua sola
- Agua sola con gas
- Agua con vinagre de sidra de manzana natural
- Agua con vinagre de sidra de manzana natural con limón
- Vaso con agua con 1/2 cucharadita de

sal cada uno

- Café negro de grano, sin leches de ningún tipo, sin endulzantes de ningún tipo, procura máximo hasta las 3:00 pm
- Agua de coco de un coco real

Aderezos y especias permitidos para las comidas

- Limón
- Sal
- Cilantro
- Ajo
- Tomillo
- Laurel
- Albahaca
- Finas hierbas
- Comino
- Curcuma
- Pimienta
- Romero

Aceites y grasas permitidos si quieres freír

- En el caso de la mayoría de las proteínas, ponlas a freír en seco, normalmente ellas tienen su propia grasa
- Aceite de coco
- Mantequilla 100% de vaca, "Ojo, no compres margarina que la tratan de vender como mantequilla", investiga bien, lee bien
- Manteca 100% de cerdo

Si decides freír, nunca dejes humear, carbonizar o alquitranizar ninguna preparación, usa fuego bajo.
Usa sartenes que no se peguen.

Aderezos para vegetales permitidos

- Aceite de oliva extra virgen, se aplica frío, nunca se debe usar para freír
- Limón
- Sal
- Vinagre blanco

- Vinagre de sidra de manzana

No comas entre comidas

Aliméntate bien en las 2 comidas, evita estimular tu organismo fuera de las 2 comidas contundentes.

Toma los líquidos permitidos entre comidas si sientes que los necesitas.

Aliméntate solo dentro de la franja de luz solar del día.

La Primera carga de combustible del día debe ser la más contundente.

La segunda y última comida es un poco más suave.

Quizás antes de que se oculte el sol, toma una aromática solamente.

¿Por alguna ocasión especial debes comer de noche? hazlo tranquilo, pero evítalo en el día a día, siempre ve tras las proteínas de origen animal, pon el ojo en ellas siempre antes que nada.

Día 13

Beber 4 vasos de agua con 1/2 cucharadita de sal cada uno "en ayunas"

Aprende a conocerte a tí mismo(a), si sientes que deseas otro vaso de agua con sal, tómalo

Si sientes que es mucho líquido, detente y lo dejas para luego

Primera Carga De Combustible Del Día

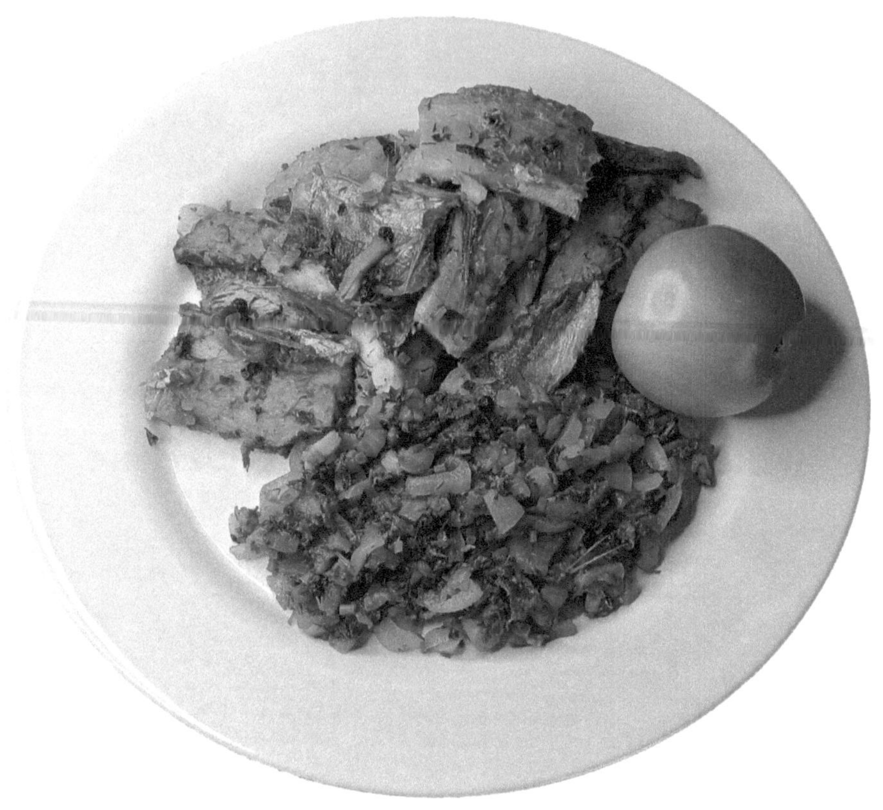

¿A qué hora debo comer ésta primera comida?

A la hora que sientas un hambre fisiológica real, que no se trate de un antojo.

Espera que pase bastante tiempo luego de los vasos de agua al levantarnos.

Siempre debes comer dentro de la luz solar de un día salvo alguna ocasión esporádica

especial.

Ésta Primera carga de combustible del día debe ser siempre la más contundente.

Lo que hay en éste plato

Proteinas: Tilapia u otro pez de agua dulce 400 gramos

Vegetales: Ensalada gigante mix apio, tomate, pimentón, cilantro

Frutas: 1 manzana

Tuberculos: ausentes

Legumbres y granos: ausentes

Cereales u otros: ausentes

Nueces y semillas: ausentes

Como preparar ésta comida

Las proteínas hervidas o freidas con las grasas permitidas

Los vegetales al vapor o freidos levemente con las grasas permitidas

Instrucciones para comer

Inicia a comer las proteínas exclusivamente si las hay y acabatelas.

Luego continuas y termina con el resto.

No tomes ningún líquido en éste momento, debes esperar al menos 1 hora para beber alguno de los líquidos permitidos aquí.

¿Quedaste con hambre en ésta primera comida?

Puedes complementar solamente con más de la misma proteína.

Come para quedar satisfecho mas "NO" para quedar exagerada o grotescamente lleno.

¿Sientes que te llenaste y no has terminado?

Detente, deja para la próxima comida el resto.

Come para quedar satisfecho mas "NO" para quedar exagerada o grotescamente lleno.

Espacio de tiempo trás primera comida de un día

Puedes tomar agua con limón al gusto.

Puedes tomar café negro solito de grano o capuchinera, evita los de greca, el café lo tomas sin adicionarle ningún tipo de leche o endulzante, trata de tomar café máximo hasta las 3:00 pm

Espera mínimo 1 hora para beber cualquiera de éstos líquidos tras la primera comida de un día.

Segunda Carga De Combustible Del Día

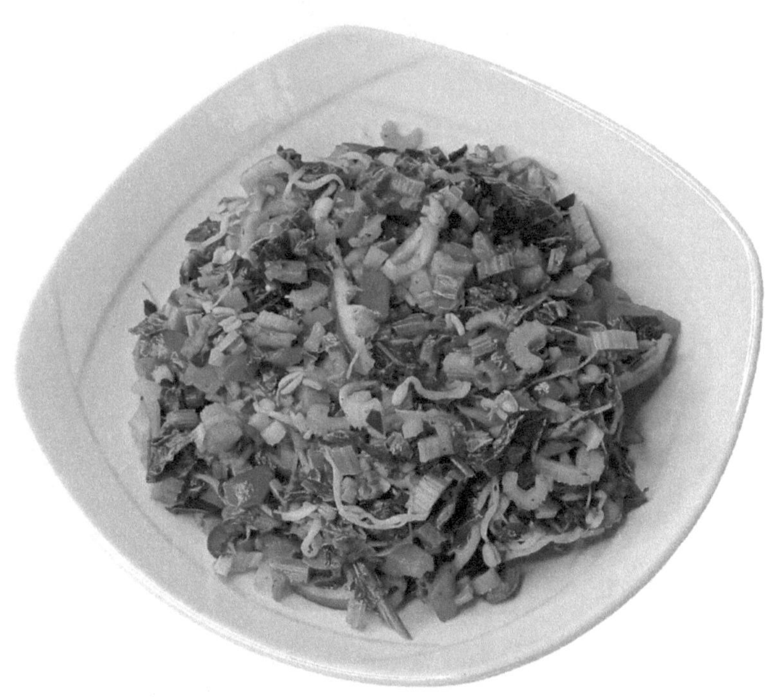

Lo que hay en éste plato

Proteinas: ausentes

Vegetales: porción gigante, mix espinaca, raíces, pimentón, limón, apio

Frutas: ausentes

Tuberculos: ausentes

Legumbres y granos: ausentes

Cereales u otros: ausentes

Nueces y semillas: ausentes

Cómo preparar ésta comida

fusionar todo, cocinarlo al vapor o freír levemente con las grasas permitidas

Instrucciones para comer

Inicia a comer las proteínas exclusivamente si las hay y acabatelas.

Luego continuas y termina con el resto.

No tomes ningún líquido en éste momento, debes esperar al menos 1 hora para beber alguno de los líquidos permitidos aquí.

¿A qué hora comer la segunda comida?

A la hora que sientas un hambre fisiológica real, que no se trate de un antojo.

Si no sientes hambre, no comas, es un mensaje de tu cuerpo, aprende a conocerte.

Siempre debes comer dentro de la luz solar de un día salvo alguna ocasión esporádica especial.

¿Quedaste con hambre en ésta
segunda comida?

Puedes complementar solamente con más de la misma proteína.

Come para quedar satisfecho mas "NO" para quedar exagerada o grotescamente lleno.

Es sano ir a la cama no tan lleno o incluso con algo de hambre.

¿Sientes que te llenaste y no has terminado?

Detente, deja para la próxima comida el resto.

Come para quedar satisfecho mas "NO" para quedar exagerada o grotescamente lleno.

Líquidos permitidos durante el día

- Agua sola
- Agua sola con gas
- Agua con vinagre de sidra de manzana natural
- Agua con vinagre de sidra de manzana natural con limón
- Vaso con agua con 1/2 cucharadita de sal cada uno
- Café negro de grano, sin leches de ningún tipo, sin endulzantes de ningún tipo, procura máximo hasta las 3:00 pm
- Agua de coco de un coco real

Aderezos y especias permitidos para las comidas

- Limón
- Sal
- Cilantro
- Ajo

- Tomillo
- Laurel
- Albahaca
- Finas hierbas
- Comino
- Curcuma
- Pimienta
- Romero

Aceites y grasas permitidos si quieres freír

- En el caso de la mayoría de las proteínas, ponlas a freír en seco, normalmente ellas tienen su propia grasa
- Aceite de coco
- Mantequilla 100% de vaca, "Ojo, no compres margarina que la tratan de vender como mantequilla", investiga bien, lee bien
- Manteca 100% de cerdo

Si decides freír, nunca dejes humear,

carbonizar o alquitranizar ninguna preparación, usa fuego bajo.

Usa sartenes que no se peguen.

Aderezos para vegetales permitidos

- Aceite de oliva extra virgen, se aplica frío, nunca se debe usar para freír
- Limón
- Sal
- Vinagre blanco
- Vinagre de sidra de manzana

No comas entre comidas

Aliméntate bien en las 2 comidas, evita estimular tu organismo fuera de las 2 comidas contundentes.

Toma los líquidos permitidos entre comidas si sientes que los necesitas.

Aliméntate solo dentro de la franja de luz solar del día.

La Primera carga de combustible del día debe

ser la más contundente.

La segunda y última comida es un poco más suave.

Quizás antes de que se oculte el sol, toma una aromática solamente.

¿Por alguna ocasión especial debes comer de noche? hazlo tranquilo, pero evítalo en el día a día, siempre ve tras las proteínas de origen animal, pon el ojo en ellas siempre antes que nada.

Día 14

Beber 4 vasos de agua con 1/2 cucharadita de sal cada uno "en ayunas"
Aprende a conocerte a tí mismo(a), si sientes que deseas otro vaso de agua con sal, tómalo
Si sientes que es mucho líquido, detente y lo dejas para luego

Primera Carga De Combustible Del Día

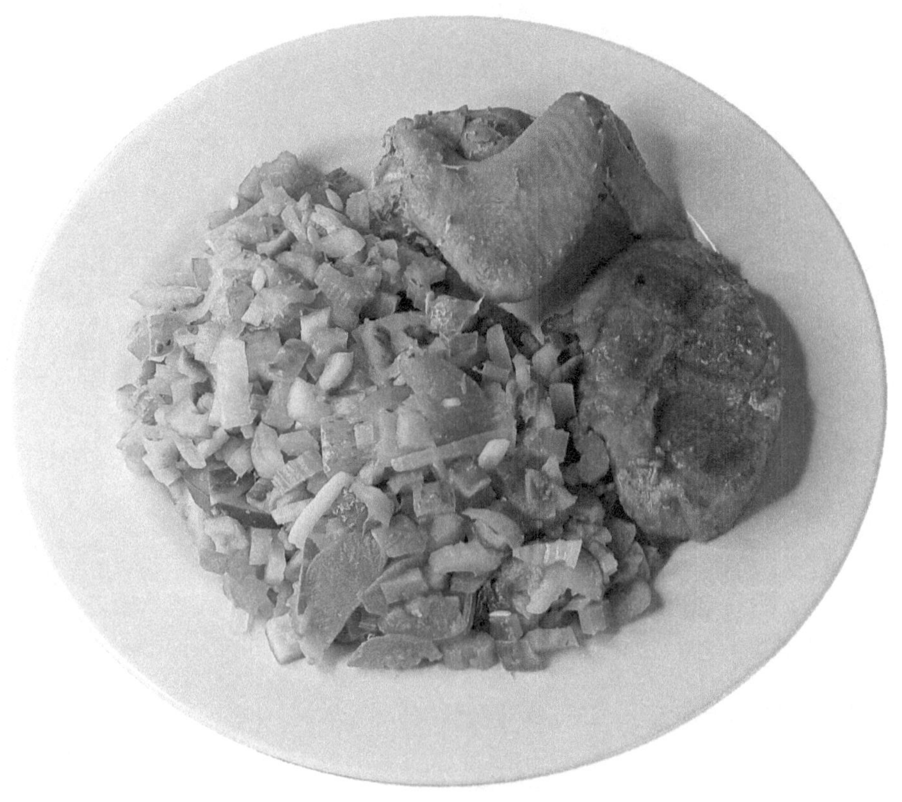

¿A qué hora debo comer ésta primera comida?

A la hora que sientas un hambre fisiológica real, que no se trate de un antojo.

Espera que pase bastante tiempo luego de los vasos de agua al levantarnos.

Siempre debes comer dentro de la luz solar de un día salvo alguna ocasión esporádica

especial.

Ésta Primera carga de combustible del día debe ser siempre la más contundente.

Lo que hay en éste plato

Proteínas: ala de pollo + corte graso de carne de cerdo total 400 gramos

Vegetales: ensalada gigante apio, cebolla, tomate, pepino

Frutas: ausentes

Tuberculos: ausentes

Legumbres y granos: ausentes

Cereales u otros: ausentes

Nueces y semillas: ausentes

Cómo preparar ésta comida

Las proteínas hervidas o freidas en su propia grasa

Los vegetales al vapor o freídos levemente con las grasas permitidas

Instrucciones para comer

Inicia a comer las proteínas exclusivamente si las hay y acabatelas.

Luego continuas y termina con el resto.

No tomes ningún líquido en éste momento, debes esperar al menos 1 hora para beber alguno de los líquidos permitidos aquí.

¿Quedaste con hambre en ésta
primera comida?

Puedes complementar solamente con más de la misma proteína.

Come para quedar satisfecho mas "NO" para quedar exagerada o grotescamente lleno.

¿Sientes que te llenaste y no has terminado?

Detente, deja para la próxima comida el resto.

Come para quedar satisfecho mas "NO" para quedar exagerada o grotescamente lleno.

Espacio de tiempo trás primera comida de un día

Puedes tomar agua con limón al gusto.

Puedes tomar café negro solito de grano o capuchinera, evita los de greca, el café lo tomas sin adicionarle ningún tipo de leche o endulzante, trata de tomar café máximo hasta las 3:00 pm

Espera mínimo 1 hora para beber cualquiera de éstos líquidos tras la primera comida de un día.

Segunda Carga De Combustible Del Día

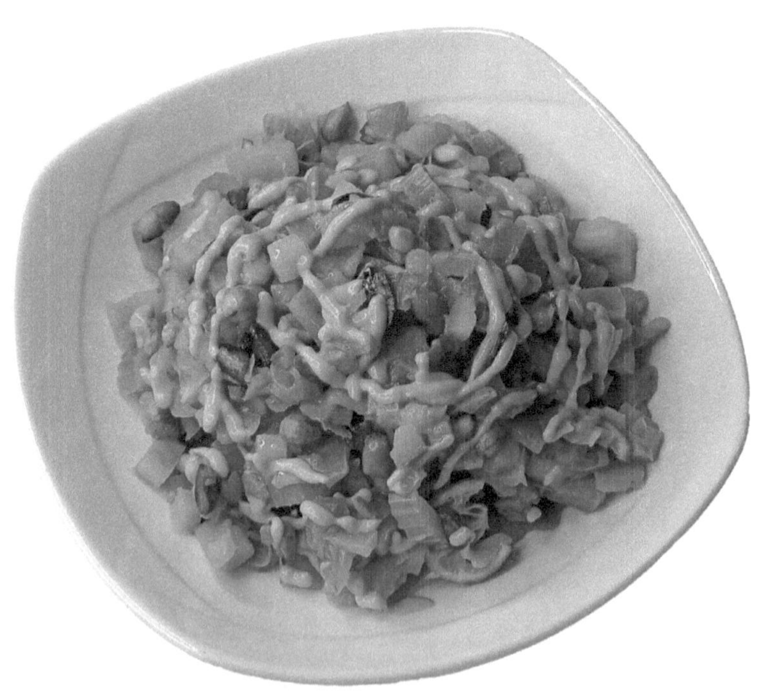

Lo que hay en éste plato

Proteinas: ausentes

Vegetales: porción gigante, mix apio, tomate, pepino, limón

Frutas: ausentes

Tuberculos: ausentes

Legumbres y granos: maní "alerta si eres alérgico"

Cereales u otros: ausentes

Nueces y semillas: ausentes

Cómo preparar ésta comida

fusionar todo, cocinarlo al vapor o freír levemente con las grasas permitidas

Instrucciones para comer

Inicia a comer las proteínas exclusivamente si las hay y acabatelas.

Luego continuas y termina con el resto.

No tomes ningún líquido en éste momento, debes esperar al menos 1 hora para beber alguno de los líquidos permitidos aquí.

¿A qué hora comer la segunda comida?

A la hora que sientas un hambre fisiológica real, que no se trate de un antojo.

Si no sientes hambre, no comas, es un mensaje de tu cuerpo, aprende a conocerte.

Siempre debes comer dentro de la luz solar de un día salvo alguna ocasión esporádica especial.

¿Quedaste con hambre en ésta
segunda comida?

Puedes complementar solamente con más de la misma proteína.

Come para quedar satisfecho mas "NO" para quedar exagerada o grotescamente lleno.

Es sano ir a la cama no tan lleno o incluso con algo de hambre.

¿Sientes que te llenaste y no has terminado?

Detente, deja para la próxima comida el resto.

Come para quedar satisfecho mas "NO" para quedar exagerada o grotescamente lleno.

Líquidos permitidos durante el día

- Agua sola
- Agua sola con gas
- Agua con vinagre de sidra de manzana natural
- Agua con vinagre de sidra de manzana natural con limón
- Vaso con agua con 1/2 cucharadita de sal cada uno
- Café negro de grano, sin leches de ningún tipo, sin endulzantes de ningún tipo, procura máximo hasta las 3:00 pm
- Agua de coco de un coco real

Aderezos y especias permitidos
para las comidas

- Limón
- Sal
- Cilantro

- Ajo
- Tomillo
- Laurel
- Albahaca
- Finas hierbas
- Comino
- Curcuma
- Pimienta
- Romero

Aceites y grasas permitidos si quieres freír

- En el caso de la mayoría de las proteínas, ponlas a freír en seco, normalmente ellas tienen su propia grasa
- Aceite de coco
- Mantequilla 100% de vaca, "Ojo, no compres margarina que la tratan de vender como mantequilla", investiga bien, lee bien
- Manteca 100% de cerdo

Si decides freír, nunca dejes humear,

carbonizar o alquitranizar ninguna preparación, usa fuego bajo.

Usa sartenes que no se peguen.

Aderezos para vegetales permitidos

- Aceite de oliva extra virgen, se aplica frío, nunca se debe usar para freír
- Limón
- Sal
- Vinagre blanco
- Vinagre de sidra de manzana

No comas entre comidas

Aliméntate bien en las 2 comidas, evita estimular tu organismo fuera de las 2 comidas contundentes.

Toma los líquidos permitidos entre comidas si sientes que los necesitas.

Aliméntate solo dentro de la franja de luz solar del día.

La Primera carga de combustible del día debe

ser la más contundente.

La segunda y última comida es un poco más suave.

Quizás antes de que se oculte el sol, toma una aromática solamente.

¿Por alguna ocasión especial debes comer de noche? hazlo tranquilo, pero evítalo en el día a día, siempre ve tras las proteínas de origen animal, pon el ojo en ellas siempre antes que nada.

Día 15

Beber 4 vasos de agua con 1/2 cucharadita de sal cada uno "en ayunas"
Aprende a conocerte a tí mismo(a), si sientes que deseas otro vaso de agua con sal, tómalo
Si sientes que es mucho líquido, detente y lo dejas para luego

Primera Carga De Combustible Del Día

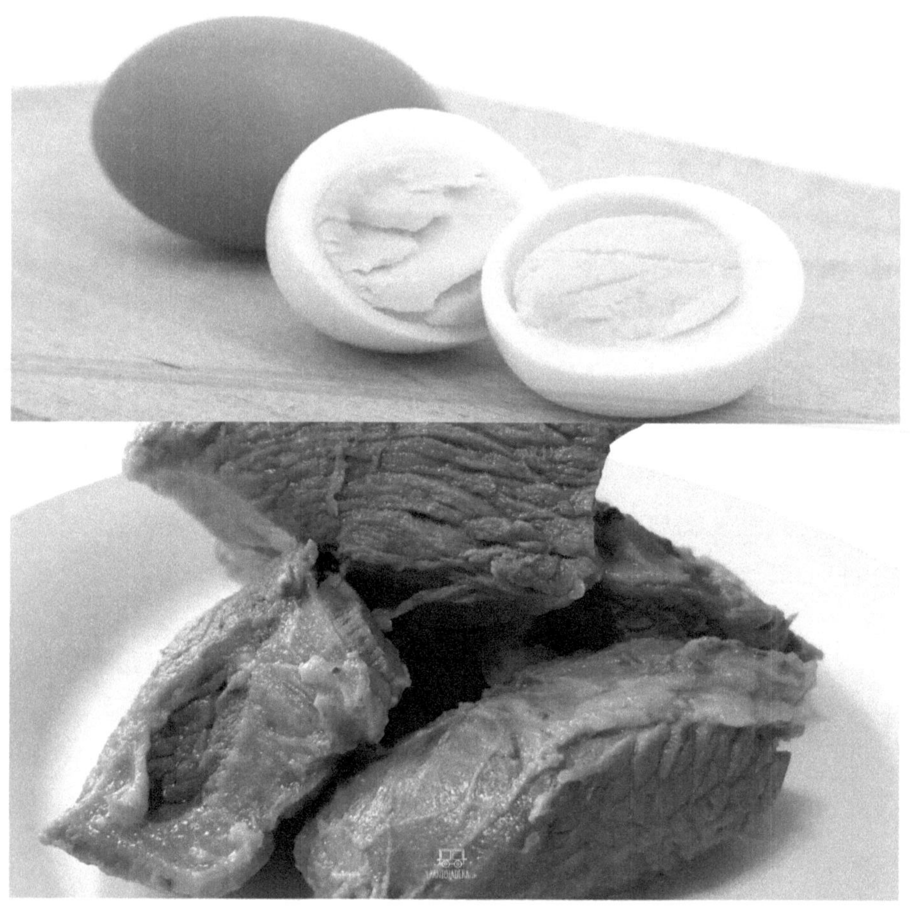

¿A qué hora debo comer ésta primera comida?

A la hora que sientas un hambre fisiológica real, que no se trate de un antojo.

Espera que pase bastante tiempo luego de los vasos de agua al levantarnos.

Siempre debes comer dentro de la luz solar de un día salvo alguna ocasión esporádica

especial.

Ésta Primera carga de combustible del día debe ser siempre la más contundente.

Lo que hay en éste plato

Proteínas: carne de res 300gr 4 huevos

Vegetales: ausentes

Frutas: ausentes

Tubérculos: ausentes

Legumbres y granos: ausentes

Cereales u otros: ausentes

Nueces y semillas: ausentes

Cómo preparar ésta comida

Carne hervida en agua y huevos hervidos

Instrucciones para comer

Inicia a comer las proteínas exclusivamente si las hay y acabatelas.

Luego continuas y termina con el resto.

No tomes ningún líquido en éste momento,

debes esperar al menos 1 hora para beber alguno de los líquidos permitidos aquí.

¿Quedaste con hambre en ésta primera comida?

Puedes complementar solamente con más de la misma proteína.

Come para quedar satisfecho mas "NO" para quedar exagerada o grotescamente lleno.

¿Sientes que te llenaste y no has terminado?

Detente, deja para la próxima comida el resto.

Come para quedar satisfecho mas "NO" para quedar exagerada o grotescamente lleno.

Espacio de tiempo trás primera comida de un día

Puedes tomar agua con limón al gusto.

Puedes tomar café negro solito de grano o capuchinera, evita los de greca, el café lo tomas sin adicionarle ningún tipo de leche o endulzante, trata de tomar café máximo hasta las 3:00 pm

Espera mínimo 1 hora para beber cualquiera de éstos líquidos tras la primera comida de un día.

Segunda Carga De Combustible Del Día

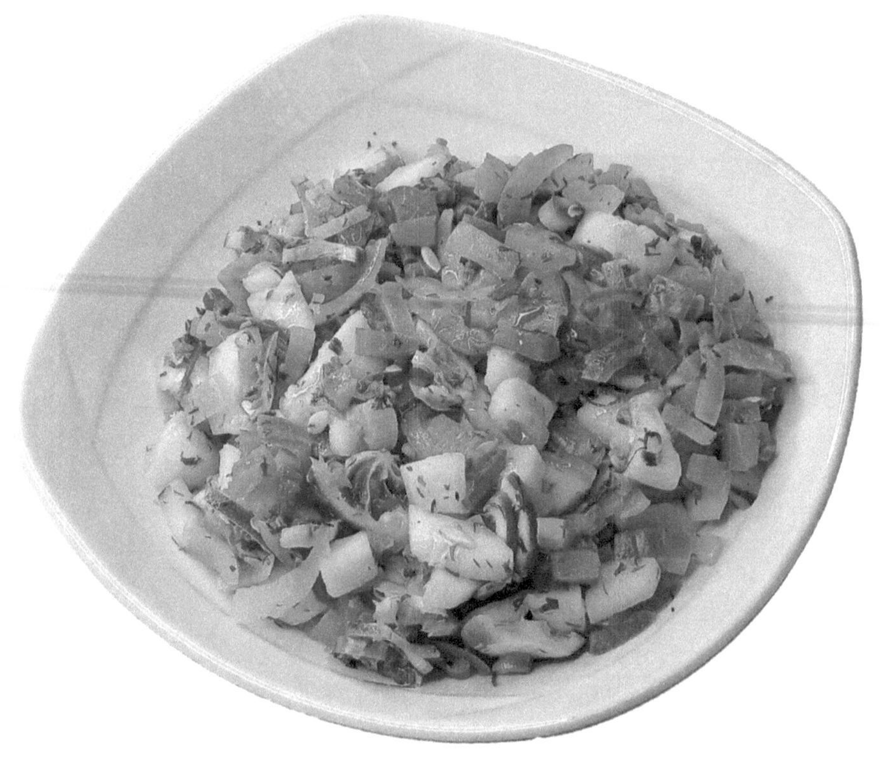

Lo que hay en éste plato

Proteinas: ausentes

Vegetales: porción gigante, mix cebolla, pimentón, pepino, limón, cilantro

Frutas: ausentes

Tuberculos: ausentes

Legumbres y granos: ausentes

Cereales u otros: ausentes

Nueces y semillas: ausentes

Cómo preparar ésta comida

fusionar todo, cocinarlo al vapor o freír levemente con las grasas permitidas

Instrucciones para comer

Inicia a comer las proteínas exclusivamente si las hay y acabatelas.

Luego continuas y termina con el resto.

No tomes ningún líquido en éste momento, debes esperar al menos 1 hora para beber alguno de los líquidos permitidos aquí.

¿A qué hora comer la segunda comida?

A la hora que sientas un hambre fisiológica real, que no se trate de un antojo.

Si no sientes hambre, no comas, es un mensaje de tu cuerpo, aprende a conocerte.

Siempre debes comer dentro de la luz solar de un día salvo alguna ocasión esporádica especial.

¿Quedaste con hambre en ésta
segunda comida?

Puedes complementar solamente con más de la misma proteína.

Come para quedar satisfecho mas "NO" para quedar exagerada o grotescamente lleno.
Es sano ir a la cama no tan lleno o incluso con algo de hambre.

¿Sientes que te llenaste y no has terminado?

Detente, deja para la próxima comida el resto.
Come para quedar satisfecho mas "NO" para quedar exagerada o grotescamente lleno.

Líquidos permitidos durante el día

- Agua sola
- Agua sola con gas
- Agua con vinagre de sidra de manzana natural
- Agua con vinagre de sidra de manzana natural con limón

- Vaso con agua con 1/2 cucharadita de sal cada uno
- Café negro de grano, sin leches de ningún tipo, sin endulzantes de ningún tipo, procura máximo hasta las 3:00 pm
- Agua de coco de un coco real

Aderezos y especias permitidos para las comidas

- Limón
- Sal
- Cilantro
- Ajo
- Tomillo
- Laurel
- Albahaca
- Finas hierbas
- Comino
- Curcuma
- Pimienta
- Romero

Aceites y grasas permitidos si quieres freír

- En el caso de la mayoría de las proteínas, ponlas a freír en seco, normalmente ellas tienen su propia grasa
- Aceite de coco
- Mantequilla 100% de vaca, "Ojo, no compres margarina que la tratan de vender como mantequilla", investiga bien, lee bien
- Manteca 100% de cerdo

Si decides freír, nunca dejes humear, carbonizar o alquitranizar ninguna preparación, usa fuego bajo.
Usa sartenes que no se peguen.

Aderezos para vegetales permitidos

- Aceite de oliva extra virgen, se aplica frío, nunca se debe usar para freír
- Limón

- Sal
- Vinagre blanco
- Vinagre de sidra de manzana

No comas entre comidas

Aliméntate bien en las 2 comidas, evita estimular tu organismo fuera de las 2 comidas contundentes.

Toma los líquidos permitidos entre comidas si sientes que los necesitas.

Aliméntate solo dentro de la franja de luz solar del día.

La primera carga de combustible del día debe ser la más contundente.

La segunda y última comida es un poco más suave.

Quizás antes de que se oculte el sol, toma una aromática solamente.

¿Por alguna ocasión especial debes comer de noche? hazlo tranquilo, pero evítalo en el día a día, siempre ve tras las proteínas de origen

animal, pon el ojo en ellas siempre antes que nada.

Recomendaciones

- Comienza progresivamente a comer tus vegetales crudos, eso sí, lávalos, en la medida de lo posible vas a intentar eliminar los posibles pesticidas que éstos puedan tener, para lavarlos, puedes usar vinagre blanco, al comer los vegetales crudos estás sacando el máximo provecho a todos los nutrientes en ellos, debes saber que una espinaca luego de 5 minutos al calor intenso de un fogón ya no sirve casi para nada.

- Reprende a tu cuerpo y enséñale que no dispone de comida a toda hora, permítele pasar momentos de hambre fisiológica real, mientras te puedes hidratar, te estás haciendo un gran favor, creeme.

- Cualquier alimento que originalmente es de masticar, cómelo así, no lo vuelvas una sopa o un licuado.

- El cuerpo humano está diseñado para beber solamente agua o agua de coco u otros líquidos implícitos en los alimentos en su estado natural, nunca los vuelvas una sopa o jugo.

- Masticar fortalece tu mandíbula, construye buenas enzimas digestivas y fortalece tu dentadura, enséñale a tu cuerpo progresivamente a digerir cosas duras, ésto en adición construye inmunidad.

- Lavarnos los dientes con "crema dental" es un gol del marketing, en éstas cremas hay químicos que son enemigos de tu cuerpo, cepilla los dientes y usa ceda quizás con agua, agua con algo de limón, aceite de coco o cualquier otra forma que sea biocompatible con tu cuerpo.

- El agua del ducto tiene sustancias tóxicas que tu cuerpo no quiere, como el flúor o el cloro, las empresas de acueducto ponen éstos químicos allí, busca filtros para ello, de vez en cuando ve a un nacimiento natural de agua y enseña progresivamente a tu cuerpo a beber de ésta agua la cual es la que realmente tu cuerpo si está diseñado para beber, al comienzo podría dar algo de diarrea debido a que si vives en una ciudad densa tu cuerpo nunca se entrenó para beber el agua con gran cantidad de minerales como originalmente es.

- Encontrar alimentos 100% orgánicos es difícil, en adición, si los encuentras, es difícil determinar la honestidad de quien te los vende bajo éste concepto, si lo logras, será un gran tesoro, será tu medicina.

- Compra tus alimentos directo a los mercadillos locales o al pequeño comercio.

- Trata a las proteínas como uno de los protagonistas principales de tu alimentación.

- Trata a los vegetales como uno de los protagonistas principales de tu alimentación.

- Trata a los tubérculos y cereales con mesura, nunca los trates como una comida principal.

- Trata a la fruta como un postre, en su justa proporción, no la trates como una comida principal.

- La sal que compras en el supermercado trae un montón de químicos y otras porquerías que tu cuerpo no quiere, busca sal gruesa sin ningún proceso como la sal rosada del himalaya, sal céltica, sal de mina, sal marina.

- Para el caso de la diabetes, por un periodo de tiempo de 2 años al menos, alimentarse al 100% "solamente y estrictamente" con proteínas animales y grandes cantidades de vegetales fibrosos, descartando por completo cualquier alimento fuera de éstos 2 grupos podría revertir ésta enfermedad.

- Para el caso de varias enfermedades autoinmunes, por un periodo de tiempo de 2 años al menos, alimentarse al 100% "solamente y estrictamente" con proteínas animales y grandes cantidades de vegetales fibrosos, descartando por completo cualquier alimento fuera de éstos 2 grupos podría revertir éstas enfermedades.

- Se muy cuidadoso y selectivo con el aceite de oliva, te juro que hay un mercado negro de éste valioso lípido en donde enmascaran lo que sea con nombre de aceite de oliva extra virgen.

- Sé muy cuidadoso y selectivo con los quesos, hay muchos fabricantes que le ponen agentes almidonantes emulsificantes como la fécula de maíz por ejemplo, y grasas trans como margarina para darle esa contextura cremosa que un buen queso madurado originalmente si tiene.

- Sé muy cuidadoso y selectivo

con la mantequilla de vaca, la industria te tratará de engañar con las margarinas para venderlas como mantequilla, son dos cosas muy distintas.

- Si adquiriste alguna condición de salud que te limita, intenta primero desde la alimentación, siempre será mejor quitar el pan a que te corten con un bisturí, si con la alimentación no funciona creo que no te queda otra que confiar en tu mecanico, busca al mejor, desconfía de los aprendices.

- Si intentas revertir alguna condición médica desde la alimentación, deja que tome el tiempo que sea necesario, no pretendas que si agrediste tu cuerpo 20 años, en 3 días reviertas todo ese daño.

- Come para quedar satisfecho, hasta tu 70% o máximo 80% y nunca para quedar obscena y grotescamente lleno, estamos en un mundo con abundante comida, no necesitas comer como si se tratase de un frenesí de pesca.

- La noche es para dormir, salvo alguna ocasión especial ocasional, usa la noche para dormir y no para otra cosa diferente.

- De vez en cuando, deja que tu intestino descanse, lo tenemos agobiado con la misma canción todos los días, "tanta tragadera".

- Sal al sol.

- Come al aire libre

- Anda descalzo cada vez que puedas por un prado verde.

- Diviértete con tus amigos y familia.

- Busca esa canción que te llega al alma y escuchala de nuevo.

- Sal un día de viaje a algún sitio que no hubieses planeado y habla con alguien de allí.

- No negocies con nadie tu salud, si te ofrecen algo que ya sabes que te va a agredir porque aprendiste en éste libro u otros, para no entrar en ningún debate con ninguna persona, dí algo como: "Uy, te agradezco lo que me ofreces pero estoy en un tratamiento y mi médico me prohibió ciertos alimentos, te agradezco si tienes agua".

- Si tienes un aguacate, un coco, varios huevos para comerlos como única comida, solo hazlo, no dudes de ellos, si tienes un paquete de galletas, una bebida azucarada o con alcohol o muchas otras cosas en frascos o paquetes, incluso con tabla nutricional o nutrition facts, desconfía, huye.

- Si tu mecánico te dice que las espinacas dan hipertensión o que el brócoli te daña el intestino, mandalo para el carajo decentemente, cambia de mecánico, no olvides que eres tú quien en realidad manda, estamos de acuerdo en que no sabes más que el, pero el sentido común te cuestionará acerca de la espinaca o el brócoli, ¿recuerdas la historia de Popeye?.

- Si debes comer en la

calle tendrás que ser más cuidadoso que nunca, las proteínas a la parrilla y las barras de ensaladas sin salsas, aderezos o vinagretas, aunque no son perfectas pueden ser un buen aliado.

- El huevo cocido, las nueces, el agua y la sal pueden viajar largas distancias sin que se descompongan, tenlos en mente siempre que debas estar fuera de casa, podrías vivir de éstos 3 alimentos bastante tiempo si fuese necesario, lo tienen todo.

- Reprende a tu cuerpo "progresivamente" a través del ejercicio en ayunas para que se vuelva más fuerte, balancea la actividad física así: fuerza y creación de músculo 70%, cardio 20%, cardio hit o sprint 10%.

- Crea tu emprendimiento con tus propias reglas, si fallas, vuelve a intentarlo, nadie te debe nada.

- No esperes motivación de nadie, más

bien se tu el protagonista de motivar a otros y eso que predicas que se refleje en acciones reales tangibles juzgables por los demás, por bien o por mal, no podemos vivir en un mundo ahogado en motivación pero hambriento de estrategia y resultados.

Créditos

341

A mi familia y amigos cercanos que nunca me dejaron solo.